U0618976

心理危机干预和心理援助实用手册

个体干预

组织编写　国家心理健康和精神卫生防治中心
主　　编　王　刚　姚宏文
副主编　李晓虹　骆　宏　蒋　燕

人民卫生出版社
·北京·

图书在版编目（CIP）数据

心理危机干预和心理援助实用手册 . 个体干预 / 国家心理健康和精神卫生防治中心组织编写；王刚，姚宏文主编 . -- 北京：人民卫生出版社，2025. 8. -- ISBN 978-7-117-38330-1

Ⅰ. R493-62；R395.6-62

中国国家版本馆 CIP 数据核字第 2025J9C337 号

人卫智网	www.ipmph.com	医学教育、学术、考试、健康，购书智慧智能综合服务平台
人卫官网	www.pmph.com	人卫官方资讯发布平台

心理危机干预和心理援助实用手册
个体干预
Xinli Weiji Ganyu he Xinli Yuanzhu Shiyong Shouce
Geti Ganyu

组织编写：国家心理健康和精神卫生防治中心
主　　编：王　刚　姚宏文
出版发行：人民卫生出版社（中继线 010-59780011）
地　　址：北京市朝阳区潘家园南里 19 号
邮　　编：100021
E - mail：pmph @ pmph.com
购书热线：010-59787592　010-59787584　010-65264830
印　　刷：三河市潮河印业有限公司
经　　销：新华书店
开　　本：787 × 1092　1/32　印张：6
字　　数：140 千字
版　　次：2025 年 8 月第 1 版
印　　次：2025 年 8 月第 1 次印刷
标准书号：ISBN 978-7-117-38330-1
定　　价：38.00 元
打击盗版举报电话：010-59787491　E-mail：WQ @ pmph.com
质量问题联系电话：010-59787234　E-mail：zhiliang @ pmph.com
数字融合服务电话：4001118166　E-mail：zengzhi @ pmph.com

编 委 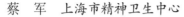(以姓氏汉语拼音为序)

蔡 军 上海市精神卫生中心

冯映映 武汉市精神卫生中心

蒋 燕 国家心理健康和精神卫生防治中心

李闻天 上海市东方医院

李献云 北京回龙观医院

李晓虹 北京回龙观医院

骆 宏 杭州市第七人民医院

彭 铮 国家心理健康和精神卫生防治中心

王 刚 首都医科大学附属北京安定医院

王 钢 国家心理健康和精神卫生防治中心

王 雪 首都医科大学附属北京安定医院

王靖伊 国家心理健康和精神卫生防治中心

许俊亭 大连市第七人民医院

阳 波 国家心理健康和精神卫生防治中心

姚宏文 国家心理健康和精神卫生防治中心

张 红 武汉市精神卫生中心

张 丽 中南大学湘雅二医院

朱鸿儒 四川大学华西医院

丛书前言

在全面建设社会主义现代化国家的新征程中，人民群众的心理健康已成为关乎社会和谐稳定、国家长治久安的重要议题。面对复杂多变的社会环境、突发公共事件的挑战以及个体心理需求的日益多元化，构建科学化、专业化、系统化的心理危机干预和心理援助体系，既是时代赋予的使命，更是国家心理健康和精神卫生防治中心推动社会服务高质量发展的必然要求。为此，我们立足国家战略需求，汇聚行业智慧，精心编纂《心理危机干预和心理援助实用手册》，以期为我国心理健康服务体系建设提供理论支撑与实践指导。

心理健康是健康中国战略的核心维度之一，更是提升全民幸福感、维护社会韧性的关键基石。当前，我国正处于社会转型期，公众对心理援助的需求呈现多层次、多领域的特点——从突发公共事件后的心理危机干预，到常态化社会压力下的心理调适；从个体心理问题的精准疏导，到群体心理健康的协同促进，均需要科学理论与成熟经验的支撑。

本丛书以推动社会服务创新发展的职责为出发点，系统梳理心理援助领域的理论框架、实践路径与典型案例，旨在整合和完善我国在该领域系统性知识，为构建覆盖全人群、全生命周期的心理健康服务体系提供权威参考。丛书不仅回应了国家政策对心理健康服务的顶层设计需求，更将助力基层工作者提升专业能力，为社会治理现代化注入"心"动能。

本丛书共四册，由56位深耕心理援助领域的权威专家联合撰写，凝聚了学术界与实践派的集体智慧，形成了完整的知识体系：《基础理论》立足心理学、社会学、公共卫生学等多学科交叉视角，构建心理援助的核心概念框架与伦理规范，为实践提供科学根基。《组织实践》聚焦政府机构、社会组织、社区网络等多元主体的协同机制，解析资源调配、队伍建设与危机响应模式。《个体干预》针对不同人群的心理特征与需求，提供标准化干预技术、评估工具与典型案例库，强化服务的精准性与有效性。《群体干预》探索群体心理危机干预的组织和管理，着重介绍了校园危机干预和自杀预防，以及突发事件中的具体做法，并配合案例详细讲解。

本丛书突破传统教材的单一叙事，采用"理论阐释 - 操作流程 - 案例讲解"三位一体模式，既涵盖国际前沿理念，更植根中国本土实践，收录了自然灾害、公共卫生事件等突发事件中的心理援助经验，彰显了理论性与实操性的深度融合。

本丛书的推出具有三重核心价值：首次系统整合我国心理援助领域碎片化研究成果，构建具有中国特色的心理援助知识体系，为学科发展指明方向；为政府部门制定心理健康政策、社会组织设计服务方案、一线工作者开展具体干预提供"工具箱"式参考，推动行业服务标准化建设；通过普及心理援助相关的理念与方法，增强公众心理调适能力，助力形成政府主导、社会参与、全民关注的心理健康生态圈。

本丛书可以作为各地开展心理危机干预和心理援助工作的参考教材，以及党政干部、社区工作者、应急救援队伍的培训用书，为心理咨询师、精神科医护人员、学校心理教师等提供技术手册与案例参照，也同样适用于对心理危机干预感兴趣的普通民众、高校学生、教师等群体。

本丛书的编纂得到了 56 位专家学者的倾力支持，他们以严谨的治学精神与深厚的实践积淀，确保了内容的权威性与前瞻性。在此，我们谨代表国家心理健康和精神卫生防治中心向所有参编专家、合作单位致以诚挚谢意。

期待《心理危机干预和心理援助实用手册》丛书能成为照亮心理健康服务之路的明灯，助力更多工作者成为"心灵守望者"，让科学理性的关怀温暖每一个需要帮助的个体与群体。我们相信，当心理援助的星火汇聚成光，必将为增进人民福祉、促进社会和谐注入持久而深远的力量。

国家心理健康和精神卫生防治中心
2025 年 6 月

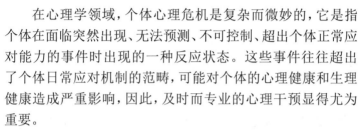

分册前言

　　在心理学领域，个体心理危机是复杂而微妙的，它是指个体在面临突然出现、无法预测、不可控制、超出个体正常应对能力的事件时出现的一种反应状态。这些事件往往超出了个体日常应对机制的范畴，可能对个体的心理健康和生理健康造成严重影响，因此，及时而专业的心理干预显得尤为重要。

　　本书的主旨在于深入探讨个体危机干预的技术与实践。我们通过精心挑选的案例，详细阐述了如何运用心理咨询与心理治疗的技术，为处于心理危机中的个体提供支持，帮助他们恢复心理平衡，并安全地度过危机。旨在让读者能够全面而深入地理解个体心理危机干预的重要性，快速而准确地识别出个体的心理危机状态，并掌握有效的评估和干预技术，以提高心理危机的识别率和干预的成功率。我们期望通过本书，能够为加强心理健康服务、完善社会心理服务体系作出贡献。

　　危机，既是危险也是机遇。面对危机，如果个体能够采取积极的态度，或者在他人的支持下勇敢面对，充分调动内在和外在的资源，他们不仅仅能够安全度过危机，更可以将危机转化为成长的契机。本书从多个角度出发，详细讨论了不同类型的危机和不同群体的干预技术，并通过实际案例展示了心理危机干预技术的具体应用。

　　本书的核心在于"干预"，我们致力于通过实例展示干预技巧，为特定的心理危机提供具体的干预方法。这些内容不仅具有很高的实用价值，便于读者将理论应用于实践，同时也有助于读者的自我提升和专业成长。

本书的前两章介绍个体危机的基本概念、个体危机产生的原因及一般干预技巧，有助于读者了解进行危机干预所必需的基本背景、理论和概念。第三章为心理危机的自助方法，鉴于国内心理咨询师资源匮乏的现状，了解心理危机自助的方法有助于帮助更多的来访者依靠自己的力量化解危机。第四章到第六章分别阐述了不同类型危机的个体干预，包括自杀相关的干预、暴力/恶性犯罪事件受害者的心理干预及个体丧失的干预，详细介绍了特定危机产生的背景、危机的具体表现和干预技巧等，每一章节都列举了详细案例，讨论了危机干预工作者在处理来访者问题时应用的策略。其中第四章以逐字稿的形式呈现了治疗师对自杀危机来访者的干预过程，使读者身临其境地理解完整的治疗过程。第七、八章介绍了对特殊群体（儿童青少年、老年、孕妇）的干预，详述了不同群体心理危机的特点、评估方法及干预措施，使读者对人生不同阶段的危机及干预技术有进一步了解。

本书凝聚了每位编委的专长，既保证了内容的科学性，又保证了内容的实用性，以达到传播专业知识、介绍干预方法、推广先进经验之目的。希望心理工作者能将书中的危机干预策略和技术应用于实际案例中，提升危机干预的水平。另外，即使您不是心理专业人士，但对心理学感兴趣，也可以在书中学到很多处理心理危机的知识和技术，提升自身处理危机的能力。

在本书即将付梓之际，我们对能够获得众多专家的慷慨支持与贡献深感荣幸。他们不仅以其深厚的专业知识和丰富的实践经验，为本书的编纂投入了宝贵的时间和精力，而且他们的智慧和见解为本书的内容增添了不可或缺的价值。

　　我们深知，尽管我们力求完美，但由于能力和时间的限制，本书中可能仍存在疏漏和不足之处。此外，由于篇幅的限制，我们无法涵盖所有的危机情境。我们真诚地希望专家、同行以及广大读者能够不吝赐教，提出宝贵的意见和建议。

2025 年 6 月

目　录

第一章　理解个体危机

第一节　个体危机的定义

一、概述

个体危机是指个体在面临突然出现的、无法预测、不可控制、超出个体正常应对能力的事件时出现的一种反应状态。当事人处于非经常性发生的突发事件或心理创伤事件等困境时，会经历一系列呈现紧急状态的心理和生理反应，对个体的心身健康造成严重影响。通常，极端的应激事件可能导致个人危机状态、急性应激反应，甚至是创伤后应激障碍。危机的概念是高度个人化的，面对同一个突发事件，有的人可能出现心理危机，而有的人却能够从容应对。只有当应激事件的强度和个体的主观体验超出个体耐受程度时，危机才会发生。个人危机状态是个体通常的应对机制被破坏而出现的心理失衡的状态。这个定义是主观性的，意味着危机是由个体的主观感受来定义的。与主观决定的危机状态相反，呈现危机的原因是支撑危机的客观因素。当个体被某个问题或负性事件"压垮"，个体的平衡感被破坏，内心紧张感不断增强，处于优柔寡断或非理性的精神状态，甚至是混乱的思维和行为时，就会出现心理危机。在医学上个体危机被视为一种危及心理及生理健康的问题，可能引发严重后果，因此需要专业的手段来进行及时干预和处理。

二、理论的发展

Selye 于 1936 年提出"一般适应综合征（general adaptation syndrome，GAS）"，将个体经历应激源后的反应描述为三个阶段，在每个阶段对应激源的反应都会引发某些进行性的生理过程。警报阶段：在创伤开始的时刻，交感神经兴奋在自主神经系统中占主导地位，防御性警报系统达到完全激活；抵抗阶段：下丘脑 - 垂体 - 肾上腺轴活动，如果应激源在这段时间内被消除，个体会经历副交感神经唤醒的稳态恢复，以及交感神经激活的逆转。如果应激源没有消除或减少，就会进入衰竭阶段。在这一阶段，应激相关激素的长期释放会对器官系统造成严重损害，对负责注意力、学习、记忆和情绪的边缘系统中的神经元基质和神经化学功能造成损害。

Tyhurst 于 1957 年描述灾难危机中的个体会经历冲击期、反冲期和创伤后时期。冲击期是初始压力存在和产生影响的时期，并一直持续到这些压力不再对个人或群体起作用为止，这是灾害影响最大和最直接的时期。反冲期时初始压力暂停，个体通过一种或多种策略，如逃跑策略等，暂时成功避免了初始压力的直接影响。创伤后时期始于从最初的压力中获得的安全感首次完全建立，个体处于一个或几个关键方面发生变化的环境中（失去家、办公室或财产），再次调动资源面对日常生活的问题。创伤后时期的压力在本质上更明显是"社会性"的。在这段时间里，人们可能第一次意识到灾难或危机意味着什么，包括失去家园、财产、经济安全，尤其是失去亲人。

Caplan 于 1964 年提出生命危机（life crisis）理论，即个体的社会心理功能在有限的时间内受到环境压力的影响，并认为生命危机是精神障碍发展的转折点。Caplan 建议列出过去经历的生物 - 心理 - 社会压力事件和过程，因为这些事件和过程被认为会增加暴露人群未来患精神障碍的风险。此外他还提出了初级预防模型，主要包括过去经历的生物 - 心理 - 社会危害、个人能力、对当前压力的危机反应和社会心理支持之间的多因素影响。Caplan 详细介绍了预防干预的方法，包括危机处理方法，即预见性指导、预防性干预和支持系统方法。支持系统方法指提供和组织专业支持，为目标个体召集支持小组，促进互助组织发展。

Zubin 和 Spring 于 1977 年提出了压力 - 脆弱性模型，认为脆弱性是一种持久特征，它影响个体应对外部压力的能力，更确切地说，是影响一个人的应对能力。因此，在面临巨大甚至灾难性压力的情况下，个人可能会经历"应对崩溃"，但不一定会最终导致精神疾病。只有脆弱性较高的个体才会经历有时限的"应对崩溃"。个人的脆弱程度受到遗传特性影响，但在整个生命周期中是不断变化的，可因创伤、疾病、围产期并发症、家庭经历、青少年同伴互动和其他生活事件等而发生改变。

当前的理论认为个体的心理危机会经历冲击期（休克期）、防御期（抑郁期）、解决期、成长期。冲击期在危机事件发生后不久，个体表现出否认、不敢相信、拒绝承认事实、震惊、不知所措等。在防御期时，个体已逐渐意识到不良事件的发生，该时期常有抑郁、焦虑、躯体不适症状及一些认知变化，并出现社交退缩等行为。处于解决期时，个体承认、接受不良事件的发生，使用积极的方式求助和解决问题。焦虑抑郁程度会逐步减轻，个体社会功能会逐渐恢复。在成长期时，个体通过上述过程产生新的认知，掌握了应对危机事件的技巧，以应对下一次危机的发生。

研究个体危机对于促进个体心理健康、预防应激相关障碍、提供支持、促进个体成长具有重要的意义，有助于改善个体的生活质量，提高社会的整体心理健康水平。危机对个体来说并不一定只有不良影响，通过经历及处理危机事件，个体可能会形成新的认识和情感体验，在危机中获得成长和转变。将危机视为挑战，将选择视为收获，将经历视为经验，不断提高心理健康水平，有助于更有能量和力量地应对下一次危机。

第二节　个体危机的体验及表现

一、个体危机的体验

个体遭受心理危机后会出现各种心理和躯体（生理）反应。

（一）心理反应

1. 焦虑和恐惧　个体在危机中可能表现出极度的焦虑与恐惧，感到惶惶不可终日，提心吊胆、紧张、暴躁不安、无法放松。个体对未来有不确定感和不安全感，出现警觉性增高、自主神经功能紊乱的表现，如惊跳反应、过度警觉、注意力难以集中等。

2. 抑郁情绪　个体心理危机时还可能出现持续的抑郁、沮丧、绝望、愤怒、易激惹、害怕、自责、内疚等情绪。个体感到无法摆脱困境，失去对未来的信心和希望。个体有持续的负性信念，会持续地责备自己或他人。同时伴有显著的兴趣下降，觉得和他人疏远或被隔离，无法表达正性情感。

3. 睡眠与食欲改变　个体在危机中常出现睡眠障碍，如入睡困难、睡眠维持困难、噩梦或早醒等。此外也会出现食欲改变的情况,如食欲减退、暴食、进食节律发生变化等。

4. 认知改变　个体常表现为注意力不集中,健忘,不能记住引发危机的事件的细节,无法从危机事件上转移,犹豫不决,分析问题和思考问题的能力下降,无法做决定。

5. 行为改变　指个体在心理危机中存在冒失冲动及自我毁坏的行为,如过度饮酒、滥用药物、危险行为如醉驾、超速驾驶等。此外,部分个体还可能出现冲动伤人、自伤自杀行为,另有个体可能呈现退缩行为,回避社交活动等。芬兰一项研究报道称约 1/4 的工人在新型冠状病毒感染暴发期间饮酒增加,个人心理应激可能是饮酒增加的危险因素之一。

(二) 躯体(生理)反应

处于危机的个体可能呈现一系列生理症状,包括自主神经功能紊乱,可表现为头晕、头痛、四肢疼痛、双手颤抖、胸闷心悸、呼吸急促、恶心呕吐、口干、多汗、咽部异物感、胃部不适、腹痛、腹泻、便秘、肌肉紧张、月经紊乱、性功能障碍、皮疹、疲劳等,并可能会引发心脏病、高血压等。

二、不同人群危机的特点

(一) 老年群体

老年群体多合并慢性躯体疾病,高血压、糖尿病、心脏病、脑血管疾病的发生率较高,因此需要长期的管理和治疗。个体处于心理危机时可能会导致慢性疾病的加重,对老年人的健康构成较大威胁。老年人身体的机能退化,如视力、听力、运动能力的下降,让其在应对危机时反应变慢。老年人在缺乏充足的社会支持结构时,在危机中可能会表现出情绪的较大脆弱性,感到孤独、无助及社会孤立。

(二) 青少年群体

青春期是一个充满挑战的时期,青少年需权衡教育和责任、家庭环境和社会领域以及不断变化的身体等的相互作用。除了关于健康饮食、睡眠、卫生和性健康的一般健康问题外，青少年还可能面临家庭、学校和社区创伤的复杂性，目睹暴力或直接经历暴力，这些危机可能导致生理或情感症状。David Finkelhor 等于 2013 年开展的一项美国青少年暴力调查显示，6 000 名青少年参与者中有超过 1/3 的人在过去一年中遭受过身体攻击，男孩遭受的攻击比女孩多（分别为 41.6% 和 33%），而 14~17 岁的女孩中有 4.6% 遭遇性暴力或性虐待；遭遇 5 种或 5 种以上暴力形式的青少年，其出现较差健康状况的可能性是未遭遇暴力的青少年的 4.6 倍。国内外关于青少年暴力的调查数据差别较大。此外，随着对学校环境需求的增加，青少年抑郁和焦虑等心理健康问题的发生也在增加。青少年情绪易走极端，易发生冲动行为，在发生危机事件后易出现认知偏差："这个世界是危险的""这个世界没有人爱我"。

（三）儿童群体

儿童有时无法像成人一样进行完整的言语表达。经历危机事件后，儿童行为表现会呈现幼稚化、退行以及分离性焦虑等。如不愿意父母离开、需要父母时刻陪同、夜间需要开灯入睡、尿床等，或表现为激惹、易怒、攻击、减少运动与社会交往、不愿上学等。危机可导致一系列与其他诊断相重叠的症状，如注意缺陷多动障碍，对立违抗性障碍。生命前 5 年是儿童语言、感觉通路和认知功能发育的关键时期。有研究表明，贫困、母亲罹患精神疾病、虐待等风险因素的数量与儿童在 3 岁之前出现发育迟缓的可能性存在线性关系。一项关于新型冠状病毒感染流行期间儿童虐待的系统综述发现，在新型冠状病毒感染流行期间，儿童照顾者正经历着"无法克服的压力"，对儿童的言语攻击、体罚和忽视的情况有所增加；一些急诊报告幼儿因遭受身体虐待而到急诊求助的频率有所增加，或其受伤害的严重程度有所增加。

（四）精神障碍和躯体疾病患者

这类个体本身处于疾病的亚健康状态，如患者本身有焦虑抑郁的易感素质或相关疾病，应对危机的能力不足，在遭遇危机后可能会比普通人群出现更严重的心理问题，可能会导致原有精神或躯体疾病的加重或复发。

（五）特殊职业人群

消防人员、医务人员、军人、武警官兵、警察、公共卫生工作人员、心理援助热线工作者、其他救援人员及志愿者等通常为一线救援人员，经常会接触到极端事件，甚至会接触到有创伤性的情景，如收集人体残骸、处理凶杀案件等。通常，特殊职业人群的耐受力及对危机的处理能力和经验都高于普通人群，但有研究报道特殊人群如医务人员往往不主动接受心理健康支持。此外，灾害救援人员往往认为自己要坚持全力以赴，不希望他人担忧自己，可能会高估自身对灾难及危机的承受能力，并对自己因个体危机影响救援工作而感到内疚，不允许自己失控。有系统综述研究显示心理援助热线工作者会出现替代性创伤、压力、倦怠和精神障碍的症状，当出现更严重的痛苦症状时，可能无法对来电者做出最佳反应。另有研究显示影响消防员和警察创伤症状强度的因素包括烧伤和身体伤害、多人死亡的火灾事件、涉及多人死亡的机动车事故及自杀。

在危机事件暴露后，特别是在重复性或慢性应激源的刺激下，心理生理反应或损伤可以持续数周或数月。个体因心理和躯体（生理）反应而导致学习、工作、社交、人际关系等受损，对日常生活和健康造成影响。个体危机的表现可能因个体的性格、生活经历和具体危机事件的性质而有所不同。需要进行及时的干预和支持来协助当事人度过危机，理解和关注个体危机的表现及特殊人群的特点有助于提供个体所需的支持和帮助。

第三节　个体危机的原因

一般来说导致个体心理危机的出现需满足如下条件：出现影响心身健康的危机事件或应激事件；个体本身具有易感素质；个体当前使用的应对方式、社会支持系统或资源无法处理该危机事件，事件引发个体出现心理、躯体（生理）等方面的改变，在此情境中出现强烈的失控感，心理稳态被破坏并未能重建内稳态平衡，危机造成的痛苦产生了一些功能损害的表现。

一、外部环境

（一）突发事件或创伤性事件

突发事件是指突然发生，造成或可能造成严重社会危害，需要采取应急处置措施的自然灾害、事故灾难、公共卫生事件、社会安全事件等。个体在这些事件中可能会受到严重伤害、面临死亡威胁或身体完整性受到威胁。自然灾害包括水旱灾害、海啸、地震及其他自然灾害、气象灾害、地质灾害、海洋灾害、生物灾害、森林和草原火灾等。人为灾害包括交通事故、针对个体的暴力恐怖袭击、被性侵、被监禁、被虐待等严重暴力事件，目睹他人惨死等。事故灾难包括各种工矿商贸等企业、建筑、危险化学品事故，火灾、道路交通、飞行事故等。公共卫生事件包括传染病疫情、食品药品安全事件、群体性不明原因疾病、其他严重影响公共健康和安全的事件。社会安全事件，包括群体性事件、刑事案件、经济安全事件、涉外安全事件等。这些事件特别是创伤性事件强度大、性质严重,使个体感到自身生命受到威胁或身体的完整性受到威胁,或目睹这些伤害发生在他人身上,对个体身心造成强烈冲击,个体会感到极度的恐惧与害怕,并可能引发应激相关障碍。

(二)重大生活变故

家庭成员或亲密关系人员的丧失、离异、失业、经济困难等重大生活变故,破坏了原有的生活秩序和平衡,易引发个体危机。此外,长期工作压力、学业压力、家庭成员关系紧张、家庭暴力、人际冲突、关系破裂、童年被虐待与被忽视等,可使个体长期处于紧张状态,最终导致危机发生。有研究发现家庭成员关系紧张、家庭冲突与家庭成员的自杀风险密切相关。另外,重大疾病也是导致个体危机的重要因素,严重躯体疾病如肿瘤、癌症等危及个体生命,或暂不危及生命,但使身体某部分功能损伤,严重影响个体日常生活的疾病,如脑出血或梗死后的肢体活动障碍,克罗恩病导致的进食习惯或进食途径改变,心绞痛带来的劳力性呼吸困难及活动受限,营养匮乏,慢性躯体疾病,慢性疼痛,内分泌紊乱如甲状腺功能亢进或减退,水电解质酸碱平衡紊乱导致内稳态失衡等,均可能引发个体危机。精神疾病如精神分裂症、抑郁障碍、双相障碍等可能是应激反应的一部分,也可能本身作为应激事件。

二、个体应对危机的方式

应对方式是个体有意识采用的活动、方法,通过做出认知和行为选择来缓解危机事件引发的强烈的情绪和躯体(生理)反应,努力使自己维持正常的心理状态。应对方式并非总是适应性的。适应性良好的应对方式包括求助、解决问题、适应、接受、面对事实、发泄与倾诉。适应性不良的应对方式包括过度使用成瘾物质、攻击、自伤自杀、回避等。个体在应对危机的过程中，会进行初次和二次评估。初次评估包括发展策略，直接改变压力源，采取以问题为中心或以情绪为中心的应对方式。以问题为中心的应对方式，即通过寻求信息、面对问题、解决问题来积极改变环境；以情绪为中心的应对方式，即改变个体对压力情境的看法或感受，包括宣泄情绪、否认经历和寻求社会支持。二次评估侧重于使用二次控制应对策略，包括放松、寻求社会支持和分散注意力，以及重组认知来管理痛苦情绪。其他方式还有回避型应对策略，在这种策略中，个体只是试图停止思考压力情境，退缩并压抑情绪反应。

三、易感因素

个体的易感因素也是危机发生的重要因素。即使面对相同应激事件，并非每个个体都会出现危机。个体的易感因素包括既往的童年创伤，如被性虐待、躯体虐待、躯体忽视、情感虐待、情感忽视等，低智力水平，女性，低教育水平，神经系统软体征，如视觉精度不良、运动不协调、腱反射亢进、感觉整合异常等细微异常，具有敌对、敏感、自卑、神经质、疑病等人格特质，具有精神疾病病史，尤其是心境障碍、焦虑障碍等个人史，具有精神疾病家族史。

四、社会支持因素

社会支持因素与个体危机发生密切相关。个体面对困难处境时如果有比较好的资源和社会支持系统，包括医疗、经济、人际、社会保障体系或资源，均有利于避免个体危机的发生，或有利于协助个体尽快度过此次的危机处境。有研究提示过少或过度的社会支持对精神心理健康的影响均是不利的，会影响个体自我调动及恢复的能力，不利于个体调动自身对危机的耐受与适应力。

总之，导致个体危机产生的原因是多方面的，可能来自外部环境的压力和刺激，也可与个体自身的心理、躯体（生理）状况、应对方式、社会支持等有关。充分理解这些原因有助于预防或减少危机的发生。对于正在经历危机的个体，可提供针对性的支持和干预措施，帮助个体度过危机，重建身心健康，恢复内环境稳态，降低应激相关障碍发生的可能性。个体危机需被看成一种需要综合专业知识来处理的复杂问题，需要进行全面的评估和干预。

（张　丽　阳　波）

参考文献

［1］陆林．沈渔邨精神病学［M］．6版．北京：人民卫生出版社，2018：77-95．

［2］SPATES C R，WALLER S，SAMARAWEERA N，et al.Behavioral aspects of trauma in children and youth［J］.Pediatr Clin North Am，2003，50（4）：901-918．

［3］TYHURST J S.Psychological and social aspects of civilian disaster［J］.Can Med Assoc J，1957，76（5）：385-393．

［4］CAPLAN G.Recent developments in crisis intervention and the promotion of support service［J］.J Prim Prev，1989，10（1）：3-25．

［5］BAUMGARDT J，WEINMANN S.Using crisis theory in dealing with severe mental illness-a step toward normalization［J］.Front Sociol，2022，7：805604．

［6］姜雯，魏镜．非精神科常见精神心理问题识别与处置［M］.北京：人民卫生出版社，2023：216-227．

[7] OKSANEN A，SAVOLAINEN I，SAVELA N，et al.Psychological stressors predicting increased drinking during the COVID-19 crisis: a longitudinal national survey study of workers in Finland[J].Alcohol Alcohol，2021，56（3）：299-306.

[8] LEVERETT P M，D'COSTA S，CASSELLA H，et al.Crisis and adolescents assessments and initial management[J].Prim Care，2020，47（2）：321-329.

[9] HARRISON J，ARON E，CHESHER T.The Crisis in children's mental health: what about the babies[J].J Am Acad Child Adolesc Psychiatry，2023，62（3）：285-287.

[10] CHEN Q，LIANG M，LI Y，et al.Mental health care for medical staff in China during the COVID-19 outbreak[J].Lancet Psychiatry，2020，7（4）：e15-e16.

[11] KITCHINGMAN T A，WILSON C J，CAPUTI P，et al.Telephone crisis support workers' psychological distress and impairment[J]. Crisis，2018，39（1），13-26.

[12] 全国卫生专业技术资格考试用书编写专家委员会.2024 全国卫生专业技术资格考试指导：心理治疗学[M].北京：人民卫生出版社，2023：252-257.

[13] 郝伟，陆林.精神病学[M].8 版.北京：人民卫生出版社，2018：171-173.

[14] SHIN H，BARTLETT R，DE GAGNE J C，et al.Integrative literature review on psychological distress and coping strategies among survivors of adolescent cancer[J].Oncol Nurs Forum，2020，47（5）：E131-E148.

第二章　个体干预技巧

通常情况下，处于危机中的人从亲戚和朋友那里得到的支持形式是直接的建议或者劝说（例如"不要多想了"或者"你能活下来是非常幸运的"）。然而，他们真正需要的是被理解、被倾听、被尊重、被鼓励和被赋予希望，这是因为在危机状态下，个体的感知能力和决策能力可能暂时处于"冻僵"状态，他们需要外界的支持和指引，更需要重建当下的安全感和对未来的希望感。

危机干预者可以被看作是协助受助者度过危机状态，解决问题的顾问。个体干预的工作是与受助者合作，共同探索受助者的顾虑和感受，共同商讨替代性的方案并共同制订计划。在整个互动过程中，危机干预者都在向受助者传达一种可能性，即受助者能够面对困难并解决危机。

个体干预通过有效的沟通和建立积极的关系来引导受助者解决问题。本章介绍几个主要的个体干预技巧和干预原则。

第一节　有效的沟通技巧

一、积极倾听

积极倾听是心理危机干预中的一个关键技能，尽管听起来简单，但在实践中的技术要求很高。积极倾听不仅是被动地听对方讲话，而且是一种主动参与的沟通方式。积极倾听能够使受助者感到干预者认真参与他们的互动而促使其能够表达更多内心真实感受和想法；而被动倾听，一般很少回应或根本没有回应，会被受助者认为干预者不感兴趣或不专心，进而使其失去对干预者的信任，妨碍其真诚表达。

积极倾听包括以下几个重要技巧。

1. 鼓励　积极倾听的第一步是鼓励对方表达自己。鼓励的目的是让对方感到被重视和被理解，从而更自由地分享他们的想法和感受。

2. 释义　释义是对受助者所说的内容进行简洁地重述，以使其感到倾听者能够正确理解他们的意图。这不仅能帮助干预者了解受助者的观点，也能向其展示干预者对他们所说内容的关注和理解。

3. 情绪命名　识别并命名受助者表现出来的情绪，如"你似乎感到很沮丧"或"这对你来说一定很困难"。这种技巧有助于建立情感上的共鸣，让受助者感到被深刻理解。

4. 验证　验证是指确认并接纳受助者的感受和体验，表明干预者理解并尊重他们的感觉。这是在危机干预过程中建立信任和理解的重要步骤。

5. 等待　有效的沟通需要双方都有足够的时间来思考和回应。积极倾听中的"等待"意味着在对话中适时留出停顿，给对方足够的时间来组织语言和思考。

在实践中需要将这些技巧同时运用，并同时保持客观性、共情能力和人性化的态度。在实践积极倾听的技巧时，应不断注意调整和改进自己的沟通方式，以适应不同个体和情境的需要。通过不断实践和反思，积极倾听技巧会成为心理救援者在危机干预中的一项强有力的工具。

二、言语沟通

言语沟通大致可分为以下五个类别：询问、反映、建议、分析和安慰。

（一）询问

虽然通过询问能获得信息，但可能也会因此将互动主题限制在干预者指定的话题范围内。询问的增加通常会导致自发性互动的减少，建议干预者在询问过程中注意采用适当的方式，不仅要获取到特定信息，更要鼓励受助者更多表达自己的想法和感受。

在危机干预过程中，询问通常也是开启对话的重要工具。

开放式问题通常以"什么"或"怎么样"开头。例如，"能告诉我昨天发生了什么吗？""你今天来的原因是什么？"在回答开放式问题时，受助者具有更多的可控感，可以自由选择要透露多少信息。

开放式询问的自由度较大，通常会给受助者提供充分的机会来随意发挥，受助者自己可能就会提供很多有价值的信息，从而减少干预者抽丝剥茧似的详细探究。例如，"你是怎么知道的？""你现在打算怎么做？"对于不愿开口的受助者比如儿童和青少年，这种策略尤其有用。

封闭式问题通常以"是""有"或"是否"开头。例如，"这是你第一次来我们机构吗？""你给他打电话了吗？""你和孩子谈过了吗？""你妻子同意吗？"当面对连续的封闭式问题时，受助者往往会陷入简短、有限的回答模式，这样个体就不太可能主动说太多或提出新的话题。

在一些情况下，封闭式问题尤其具有局限性。例如，在提出建议时，如果干预者使用以下询问方式，都可能使对话陷入被动，如"你愿意吗？""你可以吗？""你能吗？"这样的询问如果只得到受助者一个非常简单的回答——"不"，那么对话将很难进行下去。

漏斗式询问通常是从开放式问题过渡到封闭式问题。最初询问的信息是一般性的，然后问题会变得越来越具体，并集中在更多涉及隐私的领域。下面是一个漏斗式提问的例子："最近怎么样？"—"今天早上发生了什么？"—"你遇到了什么困难吗？"这种方式可以慢慢打开受助者的防御，帮助其自由放松地讨论，并能够就某个问题进行深入探索。

在某些情况下，危机干预者需要收集大量的特定信息，如了解基本家庭人员信息、评估自伤风险、了解社会支持系统、评估精神状态等。专注于收集信息的行为本身可能会对受助者的情绪带来负面影响。有两种方法可以最大限度地减少信息收集对危机干预工作的干扰：①干预者可以先进行危机干预访谈，然后再安排后续的数据类信息的收集工作；②干预者也可以将收集信息的工作融合到整个访谈和干预过程中，在访谈过程中自然而然地获取相关信息。

（二）反映

反映是心理危机干预中的一种关键沟通技巧，就是将受助者表达的信息和情绪反馈给他们，帮助他们了解自己的情绪状态和行为的影响。通过反映，干预者可以使受助者认识到自己的内在感受和向外界表达情绪的方式。

好的反映性陈述有三个作用：①受助者感到自己被理解；②受助者可能会因此对干预者产生正向的感受，有助于建立良好的关系；③受助者可能会提供更多新的信息。举一个反映的例子："你要面对的困难太多了，你一个人可能无法完成所有的事情。"这句话既可以向受助者表达理解，同时可以根据实际情况对受助者所提供的信息进行澄清和确认，还可以帮助受助者继续分享自己更多新的想法和感受。

新手干预者刚开始运用反映技术时，通常会觉得自己"什么都没做"，但一定要认识到，反映技术的作用相当重要。首先，通过反映，受助者经常会进一步讨论想法和感受，从而扩展重要的信息；其次，反映技术需要干预者努力倾听、理解、同情、记住、总结和重新表述所接收到的信息，这是能够准确了解受助者问题的重要前提。

除了让受助者了解自己的表述是否被理解之外，反映还可以帮助个体更清晰地了解自己的感受、认知和行为。通过向受助者表示理解和接纳，干预者可以鼓励受助者探索并整理自己的想法和情绪，意识到可能不适的认知和行为。一旦受助者能够准确评估自己的情况，他们就能修正不当的认知，且采取适合自己的行动方案。

反映可以在多个层面上进行。现实层面的反映是指干预者对受助者传达的客观信息进行总结反馈。这种反映展示了干预者对问题的准确理解，通常会鼓励受助者继续分享自己的情况。

1. 对表面感受的反映　这种类型的反映表现了干预者对受助者情绪强度的认识与受助者所传达的情绪强度大致相符，受助者往往会感到自己被完全理解了，有助于良好关系的建立。

2. 对深层感受的反映　主要是反馈出那些受助者没有明确表达的情绪。干预者通过反映受助者潜在的感受，可能会将互动推向更深层次的理解。

（三）建议

建议的目的是告诉受助者应该怎么做。虽然建议确实提供了具体的行动方法，但也可能会对受助者产生一些负面影响。一些太过强制和命令性的建议，如"你不应该再去那个伤心地"，不仅是在强加一种解决方案，还在表明干预者比受助者本人更有能力决定应该怎么做。当干预者把自己当成决策者时，就会不自觉地把互动的焦点转移到自己的想法上，从而降低受助者自由讨论问题的意愿。对提供建议的干预者来说，建议很容易变成"无用功"。建议可能会产生以下几种不恰当的后果。

1. 受助者拒绝接受建议　如果建议不太适合受助者的实际情况，受助者可能会认为干预者不理解自己，从而拒绝接受建议。在这种情况下，干预者既没有给出受助者认可的解决方案，也表现出对受助者的困境缺乏理解。有时，受助者如果认为建议不恰当可能当场就会向干预者表达不满；有时，受助者可能会礼貌地听干预者说，但却不打算实施他提出的建议。

2. 当面接受实则无效　当面接受建议似乎是比上一个情况更好的结果。然而，受助者在接受干预之后可能才意识到这是一个不适合自己的解决方案，并可能再三考虑之后最终选择放弃这个建议。

3. 接受建议但不起作用　当受助者接受了建议并尝试实施计划，却未能达到预期效果时，就可能会指责干预者提供了一个如此糟糕的建议。

4. 建议有效　即使受助者接受了建议并最终证明这个建议是有效的，也可能会产生预期之外的不良影响。当受助者再次遇到问题或困难时，他们可能会依赖干预者来解决困难，而不是依靠自己的力量来想办法寻找资源和解决问题。

当然，在一些特殊情况下，比如危及受助者的生命时，应该提出明确而具体的建议。要视当时的情况具体分析，并以保证受助者的安全和最大福祉为原则。在提供建议的时候，要注意不要采用强势的、命令性的方式，可告知所提建议的重要性，与受助者平等协商，就所提建议达成一致；如果受助者有自己的想法，可耐心与其沟通，了解阻碍他们采纳建议的原因，并就此进行协商讨论。

（四）分析

分析的目的是解释问题发生的根本原因。当干预者分析问题时，他们会通过一系列方法与受助者一起探索事件发生的原因，使受助者了解当前困境的"真正来源"，如"之所以遇到困难可能是因为期望过高"。

与建议一样，分析将重点从受助者所分享的内容转移到干预者要提供的个人见解上。所以要注意分析的方式，在分析的过程中，给予受助者更多的自主权，引导其对困境进行分析和探索，而非直接告知。通过引导方式进行分析，一方面可使受助者自己得出结论，更容易信服和接纳；另一方面，也可帮助受助者学习如何去分析问题，找到问题的根源。

（五）安慰

在非专业人士中，同情和保证可能是最常用但效果最差的回应方式。在表示同情时，尽管劝慰者的意图是好的，是想减轻对方的恐惧感和孤独感等负面感受，但同情实际上只能是将互动的重心转移到劝慰者自己的感受上。例如，"我真的很同情你的遭遇，我知道这一定很不容易"，这反而可能会让对方感到不适。

安慰的目的是减少痛苦，如果以事实为依据，这种回应可能是适当的。例如，医务人员告诉事故幸存者临床检查显示并没有骨折，这种安抚就可能会有所帮助。但一些虚假的保证，如"我相信事情会解决的"，很可能表明干预者并不真正了解受助者的担忧。应该避免虚假的保证，不然会适得其反。

三、非言语沟通

对于干预者来说，耐心是一个至关重要的素质。干预者必须允许受助者不说话。有时可能会出现沉默的情况，在这种情况下，干预者不应该说个不停来填补沉默，干预者和受助者都需要一些时间来消化所讨论的内容，也要给予受助者时间和空间去思索如何交流或者体验其内在的感受。非语言沟通可以辅助语言沟通建立更好的关系、助力干预进展。

在整个访谈过程中，干预者都应保持开放的姿态，呈现出无条件接纳的态度。干预者可以通过手臂放松、身体略微前倾等姿态来表达自己对于互动的真诚与关注。

另一种表达关注的非语言信息是在交流过程中，尤其是受助者长时间讲述的过程中适当地点头回应，可以伴随使用"嗯"或"哦"这类辅助用语。

尽量多一些眼神交流，太少的眼神交流会显得干预者不关注受助者或不够诚恳。干预者的座位最好不要正对着受助者，而应和受助者的座位摆放得有一定的角度，这样才可以自如地对视或移开视线。

受助者的非言语信息也可能包含丰富的意义，有时往往连受助者本人都没有意识到。干预者要想理解受助者的非语言信息的意义，需要思考受助者在发出这些非语言信息之前发生了什么，有什么事情与这些行为同时发生，以及在这些行为之后又发生了什么。在大多数情况下，当受助者的非语言信息与其说话和行为习惯明显不同时（例如，眼神交流突然减少或语速突然加快），可能是受助者意识到了什么重要的事情，值得在这个地方进行深入探索。

第二节　积极工作关系的建立

一、建立关系的方法

在与干预者交谈时，处于危机中的受助者往往不知道应该透露多少自己的情况。虽然他们希望得到帮助以解决问题，但为了保护私人信息，他们可能会刻意歪曲或隐藏一些情况。

如果受助者感觉到被理解，感觉到干预者的关注，并认为干预者是值得信任的，那么就有可能建立积极的工作关系。有以下三种方法可辅助建立良好的工作关系。

（一）以共情来理解受助者的情绪和想法

共情是建立积极关系的基石。一般来说，受助者更愿意与能理解自己的人进行沟通。在与具有同理心的干预者互动时，受助者往往能够更好地审视问题。

不带侵入性的关注意味着无条件的接纳。不对受助者的行为进行任何评价，这样他们就会有更多的安全感，也就不太会为自己的行为找借口，反而会更愿意探讨问题并考虑更积极的选择。接纳受助者所传递的信息并不等于就同意受助者的所有观点，而只是承认受助者有权拥有自己的想法、感受和价值观。在大多数情况下，处于危机中的人同样要对自己的行为负责；因此，干预者不要试图控制受助者。相反，干预者通常要传达以下信息："我是关心你的，我希望能对你有所帮助，但具体应该怎么做需要你自己来思考。"

（二）不带评判性的态度

实证研究表明，当干预者带有评判性、教育性、控制性或居高临下的态度时，受助者在接受干预后的适应能力往往较差。当干预者发现自己的反馈带有评判性时，就必须反思自己是否带有一些偏见，并要思考自己的感受来自哪里。受助者可能会通过语言和非语言的方式无意中传达出对干预者的不满，如果干预者发现自己对受助者的评价过于草率，或者对受助者抱有成见，那么在与受助者进行更多互动之前，应该暂缓对其做出评判性结论，要反思自己的评判模式，并及时修正。在这种情况下，干预者应专注于协助受助者澄清问题、考虑替代方案和制订计划。

虽然干预者应对受助者的情绪予以充分的共情，但也必须帮助受助者思考不合理的行为和想法的后果。例如，如果发现受助者忽略了事情的主要方面，干预者可引导受助者意识到这些问题并进行讨论。

（三）干预者应对受助者始终保持真诚

真诚即言出必行。真诚并不是要求干预者分享自己的所有想法，而是要求干预者诚实地对受助者讲出每一句话。也就是说，干预者表现出来的样子应该是真实和诚恳的，而不是装出来的。

干预者也是人，也会犯错。所以干预者保持真诚的一个重要标志就是能够承认自己的错误。当干预者没有听清楚或没有理解受助者的陈述时，最好直接表达自己没有听明白，并向受助者进行澄清，而不是假装已经听清楚并理解了。

干预者要能够承认自己的局限性和工作中的不足。事实上，干预者只能在自己的限定范围内开展工作。有的时候，即使有些言语可能并不是受助者想听到的，但真诚的态度也能促进融洽关系的建立。如果受助者相信干预者是坦诚的，那么他就有可能信任干预者，也就更容易真实地表达自我。

二、对特定症状行为的应对技巧

以下是危机干预中常见的特定症状或行为，以及相应的处理原则。

1. 应对焦虑或不安

（1）减少可能增加受助者不安的刺激因素。

（2）如果条件允许，识别并移除这些刺激因素。

（3）保持冷静。

（4）鼓励受助者可以慢一点。

（5）让受助者意识到有足够的时间来处理危机。

（6）给予受助者足够的个人空间。

2. 应对低自尊

（1）协助受助者识别并强化他们自身的优点。

（2）避免讨论受助者过去失败的经历或者他们在意的缺点，除非他们主动提起。

（3）如果受助者提出关于他们的缺点或过去的失败经历，应以灵活的方式应对，尽量保护他们的自尊。

（4）帮助受助者感知自己内心的脆弱，并找到解决方法。

3. 应对抑郁、挫败感、孤独感、内疚感

（1）允许受助者表达他们的感受。

（2）倾听并接纳他们所表达的感受。

（3）允许受助者哭泣。

（4）不要尝试使受助者"振作起来"，因为他们可能会将此视为干预者不理解他们的痛苦。

（5）引导受助者解决问题并改变一些不良行为。

4. 应对幻觉、妄想和思维混乱

（1）不要质疑受助者对幻觉或妄想的真实感受，而应接受这是受助者真实的信念或感知。

（2）不鼓励受助者不停地表达混乱的思想。

（3）尽量将受助者安置在安静的地方。

（4）保持冷静。

（5）使用简单的语言进行表达。

（6）一次只提一个问题。

（7）语言尽量逻辑清晰、符合实际、明确具体。

（8）给受助者时间来理解干预者说的话并适当等待回应。

（9）有时，外部刺激或不理解其症状意义的人会对受助者形成压力；如有需要，干预者应在其中充当缓冲者和协调者的角色，症状严重时转介精神科医生。

5. 在处理危机情况时应该做和不应该做的事情

（1）应该做的事情

1）以平静且非威胁的方式接近受助者。

2）要自信，但不要具有攻击性。

3）在可能的情况下，尽量帮助受助者自己面对和解决问题。

4）让旁观者离开现场。

5）从现场移走危险物品，保证环境安全。

6）鼓励受助者使用更恰当的行为来实现他们的目标。

7）在危机干预过程中，必要时应与其他工作人员或受助者身边重要的人合作。

8）给情绪激动的受助者充分的时间和空间让其冷静下来，必要时教授其稳定化技术。

9）必要时，在医生的指导下给受助者临时使用精神科药物缓解症状。

10）与受助者协商可行的临时解决方案。

11）始终对受助者保持尊重。

12）在危险情境下，为自己和受助者留出逃生路线，干预全程确保安全。

（2）不应该做的事情

1）不要与受助者争吵或争夺控制权。

2）不要表现得专横无力或要求太多太高。

3）即使你很害怕，也不要告诉受助者你很害怕。

4）不要与受助者就幻觉或妄想的现实性进行争论。

5）尽量不要对一些突发情况作出过激反应。

6）如果受助者不愿意讨论某种情况，不要坚持与其讨论。

7）不要对受到药物影响的受助者发出对抗的言语或行为。

第三节 问题解决的技术

危机干预的核心任务之一是引导受助者一步步解决问题。解决问题可以分为以下三个阶段：探索问题、思考替代方案和制订计划等。

一、探索问题

第一阶段是探索当时的情况，确定受助者的感受。虽然受助者选择和干预者讨论的问题有时并不是最重要的问题，但干预者应避免打断受助者，并在初期阶段积极倾听受助者的想法。干预者可以发出一个谈话请求，如"请告诉我你来求助的原因，可以吗？"或"你今天来是因为什么？"这通常是获取大量信息的有效方法。

在探索受助者面临的压力时，干预者应鼓励受助者描述具体的事件。陷入危机状态的人有时会表现出思维混乱。例如，如果受助者难以确定具体的诱发事件，那么探索受助者在工作和家庭角色等方面的功能所受到的影响可能会有所帮助。

在探索问题的性质时，干预者应帮助受助者观察自身的感受，当受助者能够面对自己的负面情绪时，工作重点就可以转移到寻找适应性的方法来处理这些痛苦情绪。

干预者应鼓励受助者将重要事件与相关的行为和情绪结合起来进行讨论，并向探索阶段的目标迈进，即总结事件和情绪反应的逻辑关系，从而澄清导致危机状态的因素。

危机干预的目标并不是要重塑受助者的人格；相反，危机干预所确定的问题必须是一个可以改变的问题。最初受助者在描述问题时可能无法直击重点，在探索阶段，干预者可能需要帮助受助者重新表述问题。例如，某位受助者最初说自己的问题是失眠，而干预者帮助她发现她担忧的其实是和丈夫的关系变化，这就是重新表述。对困难进行准确地概念化是有效解决问题的前提条件。干预者对问题的描述应该是可以处理的，并且是符合受助者实际情况的。

"危机"是由受助者定义的，换句话说，只有受助者主观感受到强大的威胁或巨大的丧失，才能说是"危机"。从这个角度出发，受助者自己得有接受帮助的意愿，干预才可能有效。相反，如果受助者否认自己的问题和责任，他们就不会努力去面对和解决困难。

在探索阶段，只要重要的想法和感受不断涌现，对问题的探索就应该持续下去。如果互动似乎在兜圈子，总是在讨论过的材料上绕来绕去，干预者就需要将讨论转向新的方向。

在探索阶段结束时，受助者一般能够认识到自己的情绪，并能将其与最近的事件联系起来。此外，受助者和干预者应该就现有的问题和改变的必要性达成一致意见。

二、思考替代方案

在探索阶段确定了危机中可以改变的方面和合理的目标之后，干预者会引导受助者重新确定各种选择及其可能产生的后果。这样做的目的是发现一切对于解决问题有帮助的资源。

在考虑替代方案的过程中，受助者可能会产生信心和希望等积极情绪。当受助者表现出这种情绪时，干预者要及时予以认同和鼓励。这种认同不仅有助于营造一种乐观向上的氛围，还会产生其他积极影响。例如，有学者认为，积极情绪能促进解决问题的思维和寻找资源的动力，从而增强受助者的应对能力。在体验到积极情绪时，思维往往具有创造性、灵活性和包容性；这样，在面对一系列的选择时，个体就能够做出明智的选择，并开始通过采取合理的、可持续的行动继续向前。

在帮助受助者集中精力选择解决方案时，往往需要确定优先解决危机的某个方面，可采取以下方法。

首先，将一个大问题划分为几个易于处理的小问题。小步骤更可能取得有利结果，并能在每项任务顺利完成时为受助者提供成就感和继续解决问题的动力。这种系统化的工作安排通常会帮助受助者在个人生活方面建立一种条理性和自主性，并使他们能够从危机的混乱中解脱出来。

其次，从一个眼前就需要解决的困难开始着手往往容易产生成效。当受助者解决了某个问题，就相当于有了具体证据，证明他们是可以改变现状的，这个结果就会增强他们的自信心，并重新产生控制感。

一旦干预者和受助者共同选择了一个问题，干预者应和受助者一起回顾以前可能的成功经验，包括以下三个方面：①受助者以前是否尝试过一些方法来应对类似的情况；②受助者曾经是否考虑过解决类似问题的其他策略；③经历了这次事件后，受助者还想到了哪些解决问题的可能性。

回顾过去解决问题的方式是很有启发性的。虽然过去的经验可能是失败的，但把重点放在受助者所做的努力上也是很有价值的。

受助者由于经历了危机而出现认知狭窄、思考能力受限、沉浸在悲观痛苦情绪中而无法思考等情况，此时可以共同回顾受助者过去用来解决类似问题的应对策略。当受助者回想起以前曾经成功处理过类似的困难，就意味着当前的困难也可以成功解决，增强其摆脱困境的信心；此外，这也提醒了受助者去思考解决问题的方案。这种对过去成功经验的回顾将重点从探索阶段所关注的丧失感转移到了另一个层面,即对受助者在危机中仍保持乐观态度的认可,这样就可以为解决问题打下情感的基础。通过回顾的环节可以增强受助者的自尊心,同时还能帮助他们找到更多解决问题的有价值的信息。

有时,头脑风暴是一种有效的技巧。只要是不带偏见的讨论氛围,就可以激发受助者尝试寻找更多的可能性。当然,如果危机干预者想到了受助者没有提到的可行的替代方案,也可以提出来供受助者参考,如可以描述一下别人的应对方式和效果:"最近我和另一位受助者工作过,他的情况与你现在面临的情况类似。那个人尝试了……的方法,并且……"

如果受助者一时难以抉择,干预者可鼓励并引导受助者探索不同方法可能导致的积极或消极的结果,通过利弊分析帮助其做出抉择。探索的过程应该是开放性的,不要给受助者施加压力要求他们立即做出决定。

在讨论过程中,受助者可能会表现出各种情绪,包括怀疑、冲动和依赖等。有些人为了避免决策焦虑而拒绝所有的备选方案,有些人则没有经过仔细考虑草率地随便抓一个方案来应对压力;还有些人希望干预者代替自己做出决定来逃避责任。在面对这些困难时,可以坚定地鼓励受助者思考主要备选方案的利弊。解决方案必须与受助者的价值观、本身的性格和实际情况相一致,受助者才有可能执行该策略。

如果受助者在思考某个方案时需要帮助,干预者可以考虑用角色扮演的方法,如"空椅子"技术,来使问题具体化并尝试让受助者从他人的角度看待问题,可能有助于他们选择最适合自己的解决方式。

三、制订计划

危机干预的总体目标是帮助受助者制订应对危机的计

划。干预者之前做出的所有努力——与受助者沟通、建立关系和讨论解决问题的方法，都是在为这一目标做铺垫。

当受助者对所制订的计划抱有信心时，他们的负面情绪就会随之减少，因为他们会将大部分的精力用于完成这个计划。这种积极的状态还会产生以下有益的影响：当受助者努力完成一系列合理的任务时，原本混乱的局面会变得富有条理；当受助者将实际的进步归功于自己的努力时，他们会产生自我控制感并增强自尊；当受助者参与制订的行动方案取得成功时，他们会对现实抱有更大的希望。

一个好的计划具有以下四个特点。

1. 计划应该是干预者和受助者协商出来的，而不是命令出来的。这样制订出来的计划更有可能符合受助者的个性、能力、价值观和态度，受助者也会有更多的自我控制感，焦虑感也会随之减轻，受助者会更加乐观和自信，并能够具有更多完成计划的韧性。

2. 计划的内容首先应着眼于当前。危机干预的重点是那些在几周内需要面对和解决的紧迫问题，如果战线拉得太长，那么计划就很可能失败。

3. 计划必须是一系列具体的步骤。这样受助者就不会对什么时候需要做什么感到困惑。计划应该明确每个参与者的责任，包括受助者、干预者以及其他支持受助者的人。

4. 对于计划的期望必须切合实际。干预者应保证计划的可实施性，使受助者和其他参与者有能力完成这些任务。要注意不能好高骛远，使计划的可实施性超出受助者和参与者的能力范围。因此，干预者应该注意在提供帮助时把握一个度，一方面积极响应受助者的任何需要，但另一方面不去替代完成应当由受助者自己完成的任务。

干预者和受助者通过讨论或角色扮演的方式，找出问题所在,并充分认识到计划的可行性。这种"预见性计划"能够使受助者对未来有所预期,这样当他们在实施过程中遇到困难时,就不会措手不及。

干预者还应想办法激发受助者自己完成计划的积极性。在以下几种情况下受助者更容易具有积极性。

1. 过去解决问题的成功经验会让受助者获得自信,从而提高积极性。

2. 受助者主动求助往往比在他人压力下求助更有成效。受助者在互动过程中能够提出自己想法就表明他们更有动力解决问题。

3. 如果受助者接受心理援助的意愿并不强烈,干预者应尽量把计划的第一步定为受助者可以轻松实现的方式,而且最好是其他人很难代劳,只有受助者自己才能完成的方式。有时,这样能够激发原本没有求助意愿的受助者的积极性。

四、转介

转介是危机干预的一个重要环节。在向受助者提供专业心理服务资源时,需要提供准确的信息。有时,转介是危机干预的首要目标,那么危机干预可能只需要一次联系和一次跟进,虽然可能只与受助者见一次面,也应让他们感觉到自己也参与了行动方案的制订。因此,即使干预的目标是转介,危机干预者也有必要尝试和受助者一起探索问题和共同讨论替代方案,帮助受助者认识到转介到专业机构接受诊疗是解决当下问题的最佳选择,增加转介的动力和动机。

五、结束

在制订计划之后,干预就到了结束的时候。有效的结束也需要技巧。例如,在临近结束时,有经验的干预者会适时停止继续探索，并建议将新的话题留到下一次干预时再讨论（前提是这些新的问题不会影响已经制订的计划）。

在干预结束时，干预者要准备一个简短的总结。这个总结有助于巩固访谈的内容，培养受助者的成就感。

总结环节可以包括以下内容：①干预者对问题的描述，包括各个方面的情况是如何联系在一起的；②干预者列出有待进一步思考的问题；③干预者对受助者已做出的决定进行回顾，并对受助者取得的进步给予肯定；④干预者对计划中各项任务进行具体说明（最好由受助者也描述一遍行动计划）。

如果有条件的话，结束初次干预的一个好办法是给受助者提供一些可作为提示的实物，如印有公共资源联系方式或指导性文字的小卡片和小册子。这些小实物会进一步加深受助者的印象，让他们感受到自己正处于获得帮助，不断改善危机状态的进程中。

六、随访

危机干预有时和受助者见一次面就够了，有时则需要数次的干预访谈。危机干预结束后，最好进行随访。如果打算进行随访，干预者应该在初次见面和干预结束时就告知受助者。

1. 随访形式　随访一般是通过电话进行的。可以请受助者在危机干预结束后约定的时间自己来电告知近况，让受助者适当承担回电的责任，也是对他们能力的认可。如果是长途电话，并且干预者只在特定时间值班，或者受助者在约定时间没有打来电话，那么干预者应主动拨打随访电话。

2. 随访好处　包括：①能够使受助者对干预结束时确定的任务有持续完成的动力；②评估受助者目前的状态；③告

知受助者在需要时仍可得到进一步的支持；④评估危机干预给受助者的生活带来的有益变化；⑤评估转介的有效性（如果受助者接受了转介的建议）；⑥了解受助者对于危机干预服务的满意度等。

3. 随访满意度影响因素　受助者的满意度主要与以下两个因素有关：①受助者是否认为问题得到了解决；②危机干预的可用性和可及性。

4. 随访内容　随访时与受助者通话的时间一般只有几分钟，随访的内容包括以下四个方面。

（1）目标：评估干预目标的完成情况。

（2）适应：了解受助者目前应对生活的能力。

（3）转介：如果转介是计划的一部分，询问受助者是否联系了专业机构，以及是否得到了及时的专业服务。

（4）反馈：询问受助者对危机干预的总体看法；向受助者取得的进步表达赞许并告知受助者后续提供帮助的可能途径。

（李闻天　蒋　燕　王靖伊）

参考文献

[1] FRANCE K.Crisis intervention: a handbook of immediate person-to-person help[M].6th Revised ed.Springfield: Charles C Thomas Pub Ltd, 2014.

[2] COOMBS W T, HOLLADAY S J.The handbook of crisis communication[M].Chichester: Wiley-Blackwell, 2012.

第三章　遭遇危机的自助方法

第一节　自助与心理自助

随着社会生活节奏越来越快,现代人所面临的心理压力也越来越大,遭遇危机(突发的,出乎人们预料的状况)的概率明显增加。危机会导致个体在认知、情感和行为方面出现功能失调,甚至引发社会的混乱,这让危机导致的心理健康问题成为一个需要普遍重视的问题,鉴于国内心理咨询师资源匮乏的现状,心理自助愈来愈被我国大众和社会关注。

2020年新型冠状病毒感染疫情暴发,危机波及全球,危机影响的人群广泛和持续时间长的特殊性,再次引起人们对危机干预工作的重视,个体应对危机的各种自助方法也在此期间被重视、运用推广,但同时也暴露出当前心理自助技术的专业化和临床研究明显不足。

一、自助与心理自助的定义

(一) 自助

自助在英文里有以下几种表述方式。

1. help oneself　指依靠自己的力量,自己学习帮助自己。

2. self-help　指自立、自救行为,如学校为了帮助学生解决其学习费用,制订的让学生在业余时间从事家务劳动,或者兼职文书工作等勤工俭学的计划。

3. as one's assistant　指作为自己的辅助,求贤以自助。

（二）心理自助

心理自助是指人们有意识地调节自身情绪、改善心理问题的行为和活动。广义来讲，任何通过有意识的自我调节和训练以获得心理提升的活动，都可以称为心理自助。狭义的心理自助主要指借助自助书籍、互助小组或专家指导等方法，改善情绪和心理问题。心理自助既可以用于治疗抑郁、焦虑等情绪问题和适应困难、人际困扰等心理障碍，也可以帮助人们进行自我探索，通过深入地了解和认识自己获得成长和发展。Lambert 和 Schulman 等人的研究表明，心理自助可以有效提高个体的自我效能感、控制感、自主性。

二、心理自助的意义

（一）心理自助的实质

心理自助是通过主体自我意识的支配，主动寻求自我帮助、自我发展的方法，可有效促进自身生理、心理和社会适应，保持身心的和谐状态，促进自身发展。心理自助能力是心理健康的自生性能力。

美国匹兹堡大学医学院大卫·赛尔 - 施莱伯博士指出："我们的身体跟大自然一样，具有自我痊愈的本能。"人们都有改善和提升自己的愿望，这是人们希望进行心理自助的动机，一部分人希望通过心理自助解决特定的心理或情绪问题，如抑郁、焦虑、强迫，缓解压力等；另一部分人则希望通过心理自助获得更多的成长，更深刻地了解自己的性格和能力，得到更好的发展，提高幸福水平。

心理自助能够帮助人们改善心理问题、获得自我成长，最重要之处在于它激发了自我探索。自我探索是对自身的心理状态、思维方式、情绪反应和性格能力等方面的深入觉察。很多科学研究发现，这种觉察和了解本身对于心理问题就具有治疗的作用，在自助心理训练中，促使人们最大限度开启个人潜能，进行深入的自我探索，从而较好地改善心理问题、得到自我发展。

（二）西方心理自助文化的历史

西方心理自助文化可以追溯到 1828 年，当时，乔治·卡莫（George Combe）的书 *The Constitution of Man*（《人类本性论》）第一次强调了人的个人责任，以及通过教育及适当的自我控制达到的自我提升的可能性，乔治·卡莫认为这是自然所赋予的潜能。第一次正式使用"自助"这个词语的是塞缪尔·西蒙（Samuel Smiles）。1859 年，他出版了一本以自觉的自我发展为主题的书籍，并起名《自助》，书中的第一句话便是"自助者天助"。

西方自助书的流行始于 20 世纪，卡耐基成为著名的自助书作者，进一步发展了自助文化，尤其是 1936 年的书《人性的弱点》。20 世纪的最后三十几年里，在一种自我提升的文化下，自助书籍的出版数目惊人，除了自助书籍，大量的自助互助团体也开始涌现，如内维尔·约曼（Neville Yeomans）博士，他是一位澳大利亚的精神科医生、临床社会学家、心理学家和律师，领导了澳大利亚的自助和互助运动，他在澳大利亚开创了第一个治疗性社区，起名"弗雷泽家庭"，以及在西方开展匿名酗酒者互助会[俗称"AA 小组"（1935）]、巴林特小组等各种互助小组。

（三）中国传统自助文化

传统文化始终注重个人的修身养性，提倡个人通过自律和自我修养来培养内在的品质和精神境界，传统文化中的诗词、书法、音乐、茶道等艺术形式，都是培养个人修养的途径。心理自助在儒家思想、道家思想、佛教和中医文化中也有体现。

1. 儒家积极进取的精神可以鼓励个人克服困难，走出困境，面对困难压力时不至于崩溃；其安分守己、安贫乐道、知天达命的豁达态度，又可以使人在欲望得不到满足时能够正确对待，自觉克制欲望，对现实从内心产生认可的态度，从而消除内在的心理冲突。

2. 道家无为而无不为，知足知止，自然顺势的对人对事态度，本身就是消除欲望与现实矛盾的有效思想引导，而一旦消除了思想与现实的矛盾冲突，心理压力也就由此解决。

3. 佛教"境随心转""法由心生"，其基本精神是无我无物，教导人破除物我两执，破除妄念妄见，认清世间一切都是空幻不实的，因此认清了事物的虚幻不实，就不会再执着不放，因所谓苦恼都来自妄念，一旦内心觉悟，一切也就都会归于释然。

4. 传统中医认为，情绪过度变化可引发疾病，可以利用情志相胜理论来治疗疾病。在中国传统文化中的整体观中，心身被视为一个不可分割的整体。身体是心理的物质基础，身体的异常会导致心理的异常，心理的异常也会影响身体。中医情志疗法更强调情绪的异常导致身体的异常，如情绪不佳导致身体疲惫甚至出现生理疾病。因此，要将情绪和身体作为统一的整体，调节好情绪，使之得到平衡；而这又涉及中国传统文化中强调的中庸，让情绪达到和谐平衡，不过喜过悲。

传统自助文化精髓的整合，在疫情期间也得以运用，如推荐的"乐眠操"是在中国道家养生功法"筑基功"的基础上，以中医经络理论为指导，结合正念治疗综合而成。

三、心理自助和心理咨询与治疗的关系

心理自助和心理咨询与治疗相对应，前者是由自我所主

导,可以有专业的支持与指导;而后者是由专业的咨询师所主导。

(一)心理自助的优势

心理自助最突出的特点在于对于自我能力与责任的强调,心理自助更能激发主观能动性。心理健康自助练习是比较方便、简单和灵活的,可以在任何时间、任何地点按照自己的想法和节奏去做。心理自助团体或互助论坛可以提供情感支持、经验知识、自我认同、有意义的角色以及归属感等专家无法提供的东西,而这些因素对于心理问题的康复和治愈都起到一定作用。

通过阅读自助书籍,人们可以更广泛了解情绪问题与心理疾病的专业知识,从而能够更理性选择治疗方法,通常咨询师是不会直接传达这些知识的,且每位咨询师的专业知识具有有限性。

(二)如何开始心理健康自助

1. 选择适合自己的自助方式　了解自己的心理问题是什么,严重程度如何,是需要一般的压力缓解还是比较专业的自助服务。同样的问题对不同的人来说,需要的自助类型可能不同。例如,同样是抑郁,有些人可能通过锻炼和运动,就可以有效地缓解,但另外一些人则需要较专业的自助服务,从心理和思维模式上进行调整。

2. 选择效果有保障的自助方式　要尽量选择那些自助效果有临床研究支持的,有权威的理论背景的自助方式,可以更有针对性、更高效地解决自己的问题,保证安全,避免造成不良后果。

3. 充分调动个体的主动性　调动自己在思维、行动上的主动性,提高对自助资源的利用率,促进自助效果。

4. 要有克服困难的决心和毅力　心理自助虽然可以有

专业支持和指导,但毕竟是自我主导的,因此在自助中一个人要充分地对自己负起责任。

第二节　以发生时间分类的危机的自助

一、急性危机的自助

急性危机指由突发事件如地震、洪灾、疫情等引起的危机,当事人产生明显的生理、心理和行为的紊乱。若不及时干预会影响当事人的身心健康,需要进行直接和及时的干预。

(一)急性危机自助的目标、策略和技巧

1. 自助的目标

(1)获得安全感、建立与他人的关系、保持平静和充满希望。

(2)获得社会、实质和情感的支持。

(3)确认个人有能力自助。

2. 自助策略　建立健康的生活方式,充分休息,尽量保持规律的进食和睡眠;与家人和朋友交谈;和信赖的人讨论问题;多做有助于放松的运动,如步行、唱歌;了解和评估自己的生理、情绪、行为状态,确定寻求专业帮助的途径。

3. 学会放松技巧　尝试一些放松技巧,如深呼吸、渐进性肌肉松弛、冥想或瑜伽,这些技巧可以帮助减轻急性危机伴随的强烈焦虑和压力。

(二)技巧举例:蝴蝶拍

双手臂在胸前交叉,以左右交替的方式轻拍上臂;左右各一次为一轮,4~12轮为一组;轻拍节奏较慢,停下来,深吸一口气。如果好的感受不断增加,可以继续下一组蝴蝶拍,从您日常生活中或既往经历中选择一件您觉得愉快/有成就

感/感到被关爱或有其他正性体验的事件。回想这个事件，找到一个最能代表这种积极体验的画面，以及这种体验在身体的部位及身体感受。想到这个画面，体验身体的积极感受，然后开始以上述方式进行左右交替轻拍，4~12轮，在这个过程中对头脑和身体的变化顺其自然。一轮结束后稍停，如果注意到的内容是积极的，可以继续以上述方式进行蝴蝶拍直到积极的内容不再变化为止，或直到自己感觉充分为止，或直到出现中性的内容为止。如果在轻拍的过程中出现负性的内容，可以告诉自己"现在只需留意到积极的方面"，负性的内容可以再进行处理；这样的处理后如果出现的内容转为积极或中性，则可继续进行；如果处理后仍为负性体验，则用容器技术对负性体验进行打包封存，留待以后处理。结束蝴蝶拍后可以用一个线索词来代表这个事件，对线索词用蝴蝶拍的方式来强化。

二、慢性危机的自助

（一）慢性危机自助的定义和案例

慢性危机指由长期、慢性的生活事件导致的生理、心理和行为的紊乱，当创伤应激性事件持续存在时，个体逐渐丧失自我调节功能，认知、情绪和行为的改变会持续下去（超过数周或数月），慢性危机的影响不似急性危机显著，容易被忽略、回避，但可能导致个体心理精神的严重损伤，发展成为焦虑障碍、抑郁障碍、人格障碍，等等。

例如，一位出现非自杀性自伤行为的青少年，他小学期间经历父亲意外身亡，家庭氛围变得沉重令人窒息，母亲因工作和生活的压力容易烦躁发火，姐姐将精力都投入学习，"家"失去了往日的欢乐和关爱，持续紧张、沉重、孤独的家庭氛围对少年形成慢性危机，虽然当年的情景和内心的体验仍非常深刻,并记忆犹新,但家庭回避使少年的性格发生了变化,在少年升学进入高中开始住校生活时,激活了失去熟悉、安全和关爱环境的应激反应,采用划手的行为应对危机。慢性危机除学习心理自助外,一般需要转诊给长期的专业咨询工作者,建立适当、健康的心理应对机制。

(二)慢性危机自助的策略和技巧

1. 识别原生情绪和派生情绪 德国家庭系统排列大师海灵格曾说,原生情绪就是事件发生时最初产生的感受,而派生情绪是为了压抑或逃避原生情绪,而发展出的升级了的情绪。原生情绪是最自然的情绪,如喜怒哀惧,它的特点是和事情相伴而出,自如、不夸张。当原生情绪发生时,应该让它自然地表达出来,而后就会自然终结,从而导致建设性的行动,所以接纳和顺从原生情绪都不会导致失控。派生情绪则往往是压抑原生感觉后的病态表现,往往有夸张的表现。派生情绪消耗大量精力,使我们感到弱小,产生抱怨、暴力,难以应对。

无论是原生情绪还是派生情绪,都是我们内在感受的真实反映,每种情绪都有它独特的价值。例如,愤怒、痛苦会使我们处于应激状态,调动身体能量去应对威胁。因此,就情绪本身而言并没有好坏之分,我们要积极寻找症状背后的原因对症下药,原生情绪恰当表达能减少派生情绪的产生。

2. 学习表达情绪,提高情绪表达和管理能力 首先需学习放松技巧,通过正念技巧、深呼吸、冥想、运动等缓解压力和焦虑,在日常生活中实施情绪管理,通过自我观察、心理调整、时间管理等来实现情绪稳定,在此基础上尝试阅读、参与互动小组、参加体育活动、公益活动、人际活动(向他人倾诉、寻求陪伴)和文艺文化活动等多种方式学习情绪表达和调整情绪。

三、混合性危机的自助

混合性危机是指多种因素混合导致多种危机共存，因此处理危机时一定要分清主次。心理自助的重点也是明确目前最需要干预的危机。

例如，一位成年女性 2020 年疫情期间母亲感染新型冠状病毒去世，在压抑、恐惧、无力和愤怒的情绪下安葬母亲、照顾青春期的孩子和年迈的父亲，时常感到心慌、烦躁，对丈夫容易失望生气。2022 年 12 月孩子感染新型冠状病毒后情绪波动厌学，她感染新型冠状病毒咳嗽迁延，检查身体发现肺部结节，怀疑肿瘤，遂情绪崩溃，家人朋友建议其到精神专科机构就医被她拒绝，其丈夫来笔者所在医院咨询。

对于该患者，建议家人先稳定自己的情绪，确定肺部疾病的诊断和治疗方案。患者可以尝试拨打医院危机援助热线，目前最需要处理的危机是女性疑患肿瘤的事件。

第三节　以刺激来源分类的危机的自助

一、发展性危机的自助

发展性危机（developmental crisis），又称为内源性危机（endogenous crisis）、常规性危机（normative crisis），指正常成长和发展过程中的急剧变化或转变所导致的生理、心理和行为的异常反应。

心理学家埃里克森（Erik Erikson）认为人生是由一系列连续的发展阶段组成的，每个阶段都有其特定的身心发展目标，当一个人从某一发展阶段转入下一个发展阶段时，他原有的行为和能力不足以完成新目标，发展阶段的转变常常会导致行为和情绪的混乱无序状态。如儿童与父母的分离焦虑；身心发育急剧变化的青少年的情感困惑；青年期的职业选择和经济拮据；缺乏足够育儿本领的父母面对第一个孩子的诞生；中年职业压力，婚姻危机，子女成家离开，父母死亡；退休老人面对衰老、配偶离去、疾病缠身等。每个人都经历过发展性危机，并在应对危机中成长，学习新技能、承担新角色。如果一个人没有及时建设性地解决某一发展阶段的危机，他未来的成长和发展就会受阻碍，表现为对挫折的耐受能力差、缺乏自信、不会与人相处等。

发展性危机自助的重点在于传统文化中的修身，关注自我成长，阅读、参与互动小组、参加体育活动、公益活动、人际活动（向他人倾诉、寻求陪伴）和文艺文化活动等多种方式，进行自我探索，对自身的心理状态、思维方式、情绪反应和性格能力等方面深入觉察，以获得成长和发展。

二、境遇性危机的自助

境遇性危机（situational crisis），也称外源性危机（exogenous crisis）或环境性危机（environmental crisis），是指由外部事件引起的心理危机，当出现罕见或超常事件，且个体无法预测和控制时出现的危机，如地震、火灾、洪水、海啸、龙卷风、疾病流行、空难、战争、恐怖事件等。境遇性危机具有随机性、突然性、意外性、震撼性、强烈性和灾难性，往往对个体或群体的心理造成巨大影响，如2008年5月发生在我国四川的"5·12"汶川地震给民众造成的心理危机就是境遇性危机，2020年新型冠状病毒感染的流行给全球民众造成的心理危机也属境遇性危机，这种危机发生突然，影响面广、影响程度深、影响时间长。需要进行及时有效的干预，更需重视和关注,需要持续的心理自助帮助减少心理的损伤。

(一) 境遇性危机分类

卡颜兰(G.Caplan)根据危机产生的原因,进一步将境遇性危机分为三类。

1. 丧失一个或多个满足基本需要的资源,具体形式的丧失包括亲人亡故、失恋、分居、离婚、使人丧失活动能力的疾病、肢体完整性的丧失、被撤职、失业、财产丢失等;抽象形式的丧失包括丢面子、失去别人的爱、失去归属感、失去特定身份等,丧失引起的典型的情绪反应是悲痛和失落。

2. 存在丧失满足基本需要资源的可能性(预期性丧失),如得知自己有可能下岗、离退休等,典型的情绪反应是悲伤、无力和愤怒。

3. 应对生活变化对个体原有能力提出了更高的挑战,常见的情况是本人地位、身份及社会角色的改变所提出的要求超过了个体原有的能力。例如,由中学升入大学的生活适应、毫无准备的职位升迁等,典型的情绪反应是焦虑、失控感和挫折感。

(二) 境遇性危机共同的特点

1. 当事人有异乎寻常的内心体验(情绪),伴有行为和生活习惯的改变,但无明确的精神症状,不构成精神疾病。

2. 有确切的生活事件作为诱因。

3. 面对新的难题和困境,当事人过去的举措无效。

4. 持续时间短,几天或几个月,一般是4~6周。

(三) 境遇性危机的自助

1. 境遇性危机的自助方法　根据境遇性危机的特点,心理自助的重点在于及时处理突然性、意外性、震撼性的外部冲击导致的生理、情绪、行为的紊乱,类似急性危机的心理自助原则:建立健康的生活方式,充分休息,尽量保持规律的进食和睡眠；与家人和朋友交谈；和信赖的人讨论问题；多做有助于放松的运动；学会放松技巧如正念、稳定化技术、乐眠操等。

眼动脱敏与再加工（eye movement desensitization and reprocessing，EMDR）治疗被公认可以在人们不说出创伤经历的情况下帮助其恢复内心平静，目前已被广泛应用于治疗与创伤有关的心理问题或障碍，心理自助实操部分，"安全岛""心灵花园""日光柱""蝴蝶拍"和"保险箱"等就是 EMDR 中的稳定化技术，简单而且易于掌握，可以快速有效地提升复原力。

2. 举例——乐眠操

着宽松衣服，身体直立，脚跟并拢，脚尖分开 30°~60°，平视前方，面带微笑，转动躯干时，头部须保持不动，自然呼吸，意念专注于身体的转动，并默数躯干转动次数，身体左右各转动一次计一次数，练习时如果心中有杂念，则温和地把意念重新带回到身体的转动上，对于每节动作，初学人员先做 50~100 次，如无身体不适，渐增至 200~300 次。每两节动作之后，进行放松运动。放松运动方法为：身体直立，两脚分开与肩同宽，半蹲状态，手指并拢，双臂前后自然摆动，摆动幅度尽可能大，目标次数 100 次。第一节：气海，双手交叉，拇指相抵置于肚脐处，左右转动躯干，头部保持不动，目标次数 300 次。第二节：命门，双手置于腰后，以一手握另一手腕，左右转动躯干，头部保持不动，目标次数 300 次，放松运动 100 次。第三节：大椎，双手手指并拢伸直，置于颈后，掌心朝前，手不要接触到头颈部，左右转动躯干，头部保持不动，目标次数 200 次。第四节：百会，双手交叉，置于头顶，双臂尽量伸直，左右转动躯干，头部保持不动，目标次数 200 次，放松运动 100 次。第五节：神庭，双手手指并拢，举于身体两侧，掌心朝前，左右转动躯干，头部保持不动，目标次数300次。第六节：膻中，双臂交叉抱于胸前，左右转动躯干，头部保持不动，目标次数300次，放松运动100次。

三、存在性危机的自助

存在性危机（existential crisis）：指伴随重要的人生问题，如关于人生目的、责任、独立性、自由和承诺等出现的内部冲突和焦虑。它的特点是让人觉得生活缺乏意义，并伴随着各种负面体验如压力、焦虑、绝望和抑郁，核心冲突发生在内心层面。例如，某些成绩优秀的学生进入名校，因无法保持优秀失去存在感，找不到学习、生活的意义；一位50岁的人，一直独身并与父母生活在一起，为从未独立地生活、发展亲密关系而感到后悔；一位60岁的退休者面对工作不再需要自己，觉得自己的生活毫无意义，陷入焦虑和绝望的情绪中。

最常见的心理自助方法是通过阅读、参加公益活动、发展兴趣爱好、参加人际活动，寻找新的生活意义来源，在迷茫和不知所措的时候，不要过于担心或自责，每个人都会遇到类似的挑战，需要一些时间，来探索自己的兴趣和情感需求，也需要一些勇气和耐心，了解更多关于自己的事情，并最终找到自己新的方向和目标。

第四节 心理自助类型

一、阅读型

通过阅读心理自助书籍、圣贤经典和其他相关图书，学习个人所需的专业知识、探索和深入理解自己的问题所在，从而总结经验、建立新的思考方法应对问题，获得成长。例如根据不同主题选择书单。

通过阅读——学会应对抑郁、焦虑；

通过阅读——探问生命的意义；

通过阅读——理解亲密与爱；

通过阅读——理解孩子；

通过阅读——走出人生困境。

在读书的过程中，对你的情绪有扰动的篇章或者句子，与你内心情感产生一些联结，通过对你的触动、扰动让你有所觉察甚至改变，如果能和朋友讨论会更有帮助。

二、互助小组型

心理自助互动小组型包括互助论坛、心理贴吧、线下的自助团体等多种形式，这些形式可以提供情感支持、经验知识、自我认同和归属感。

互助小组让正在经历或经历过类似情况的人聚集在一起，常见情况可能是遭遇癌症、抑郁、成瘾、丧亲之痛等危机，互助小组的重要价值在于群体的力量，成员们通过分享自己的真实感受，表达自己的情绪，在群体中感受到被接纳、被尊重，自我心理功能得到改善，从而有更大的勇气去面对生活和走出困境。与健康相关的互助组可帮助很多人填补医学治疗和情绪支持需求之间的缺口，把互助组当作医学和情绪需求之间的桥梁。

互助组可以由非营利性倡导组织、诊所、医院或社区组织管理，它们也可以独立于任何组织，并且完全由组成员运行。一些互助组可能会提供教育机会，如客座医生、心理学家、护士或社工，以谈论与小组需求有关的话题。互助组与团体治疗不同，团体治疗是一种特殊的心理健康治疗，在有执照的医师或心理治疗师的组织和指导下，将数名患有类似疾病的人聚集在一起进行小组治疗。

三、运动 / 活动型

心理自助运动 / 活动型包含体育活动、公益活动、人际活动(向他人倾诉、寻求陪伴)和文艺文化活动等。

(一)体育活动对心理健康的帮助

1. 运动会降低皮质醇等压力激素,减缓紧张焦虑,它还会增加内啡肽——使身体"感觉良好"的化学物质,使情绪得到自然提升。

2. 体育活动可以分散对消极思想和情绪的注意力,可以让注意力从问题转移到实际的活动中,或者进入放松的状态。

3. 运动可以增强信心,体育锻炼可以帮助调理体型、保持健康活力状态,改善焦虑、低落的情绪。

4. 运动可以成为良好的社会支持来源,许多体育活动是社会活动,无论是参加健身班,还是与他人一起锻炼都可以带来双倍的压力缓解。

运动包含的类型有瑜伽、太极拳、慢跑、游泳及其他各种有氧运动。

(二)公益活动、人际活动对心理健康的重要性

良好的人际关系对个人心理健康具有重要的积极影响。首先,人际关系可以提供情感支持,与亲朋好友之间的亲密关系,能够为个体提供情感上的支持和安慰,使我们在面对困难和挫折时更加坚强和乐观。其次,人际关系有助于个人自尊心的建立,与他人互动和交流,分享彼此的经验和成就,能够增强个人的自尊心和自信心,提升个体对自身价值的认知。此外,人际关系还可以提供信息支持,通过与他人的交流来获得新的知识和信息,帮助个人更好地适应社会和生活的变化。

（三）文艺文化活动

艺术是人类与生俱来、天然有效的表达方式，音乐、绘画、舞蹈是人类的原始语言，很多无法用语言表达的情感，用艺术的形式可以表达，帮助人们获得放松、愉悦的感受，为内心注入快乐与慰藉。艺术的疗愈作用是持续性的，是言语之外的真实力量，通过观看、参与得到新的视角，观察生活、观察自己，将内在感悟与现实生活以一种更积极的方式相联结，提升自信心和勇气，带来温暖的治愈力量。

例如，研究证实音乐疗法以音乐为疗愈工具，可以提高大脑皮质的兴奋性、调节血流、降低血压、降低基础代谢和呼吸频率、促进内啡肽和多巴胺的分泌，引导人产生积极情绪。

四、专家支持型

专家支持型是一种新型的自助模式，心理学家使用科学方法构建多媒体或网络自助系统，向使用者提供适合自己性格、能力和反应习惯的心理自助服务。

（一）心理援助热线

心理援助热线(以下简称热线)具有及时性、匿名性、自控性、经济性、方便性等优势，能够不受时间和地域限制，随时为公众提供帮助。热线作为一种行之有效且相对方便实用的方式，已成为向公众提供心理健康教育、心理咨询和心理危机干预的重要途径，在处理心理应激和预防心理行为问题方面发挥着积极作用。由于各地心理援助热线号码繁多，公众知晓率和使用率不高，服务质量也参差不齐。因此，整合资源、统一号码成为提升心理健康服务效率的重要举措。为健全社会心理服务体系，国家卫生健康委协调工业和信息化部，2024 年 12 月起将"12356"设置为全国统一心理援助热线号码，旨在为公众提供更加优质、便捷的心理健康服务。

（二）网络心理自助服务系统

网络心理自助服务系统可将所要进行的心理自助服务按照计算机程序编制成系统的、可操作的软件，供人们将其下载安装至个人计算机进行自助服务，系统通过查询了解自身心理问题，智能判断心理问题的程度和种类，心理测试帮助鉴定评估的准确性，心理自助调节系统针对来访者表现的心理问题进行调节和治疗，提供情绪管理、缓解压力等心理服务。这一新型的心理自助模式通常包括有意识地训练新的思维和感受模式，除了更科学、更有效，这种新模式已经开始应用于网络化形态，如我国愈来愈多的心理自助互助网络平台，这使得心理自助变得更便捷、更私密，大大超越了以往自助模式带给人的体验。在欧美等地，网络化自助已被广泛用于情绪和心理问题的临床治疗，其有效性可以与面对面的咨询相媲美。心理自助服务一体机以心理健康调节体系为支撑，以助人、自助、互助成长的心理健康为理念，集图文、影像于一体的心理自助服务系统，也在我国开发和使用。

（张　红）

参考文献

[1] LAMBERT S D，BEATTY L，MCELDUFF P，et al.A systematic review and meta-analysis of written self-administered psychosocial interventions among adults with a physical illness[J].Patient Educ Couns，2017，100（12）：2200-2217.

[2] SCHULMAN-GREEN D，JEON S.Managing cancer：a psycho-educational intervention to improve knowledge of care options and breast cancer self-management[J].Psychooncolgy，2017，26（2）：173-181.

[3] 姚彩琴，武家申.大学生心理自助体系研究[J].北京教育（德育），

2009（3）：57-58，61.

[4] 钟建军，陈中永，李笑燃.心理自助-维护心理健康的重要途径[J].
内蒙古师范大学学报（哲学社会科学版），2008（3）：31-35.

[5] 大卫·塞尔旺-施莱伯.痊愈的本能[M].黄钰书，译.北京：中国轻
工业出版社，2006：346.

[6] 钱英，胡思帆，孙洪强.心理危机的自助方法[J].中国心理卫生杂
志，2020，34（3）：284-285.

[7] 石川，钱英，李雪，等.新冠肺炎流行期心理自助方法详解[J].中国
心理卫生杂志，2020，34（3）：286-295.

[8] BOYD J E，LANIUS R A，MCKINNON M C.Mindfulness-based
treatments for posttraumatic stress disorder: a review of the treatment
literature and neurobiological evidence[J].J Psychiatry Neurosci，
2018，43（1）：7-25.

[9] 邱子航，胡莹，陈孜，等.音乐治疗对大学生焦虑情绪的影响[J].中
国健康心理学杂志，2019（10）：1539-1545.

第四章　自杀行为和风险的应急处置

第一节　自杀行为和风险评估

一、自杀行为和风险的界定

自杀行为一般是指在死亡意愿支配下考虑并做出故意危害自己生命的行为,无论最终的结局是否致命。

广义来讲,自杀行为包括从考虑自杀(或有自杀意念)、计划自杀到自杀未遂与自杀死亡的一系列行为。广义的自杀行为也被称作自杀倾向,即包括以下的某一个或多个环节:个体出现被动或主动自杀想法(被动自杀想法,指个体有自杀的想法但希望外力而非自己拿走其生命),考虑自杀,制订自杀计划,着手准备自杀,甚至采取自杀行为。

狭义来讲,自杀行为是指自杀未遂和自杀死亡,但此章节所述自杀行为不包括自杀死亡。

自杀风险是指个体有出现自杀行为的危险性,包括远期、近期和即刻的自杀危险性。此章节关注的是即刻和近期自杀风险。

二、自杀行为和风险的评估要点

生物、心理和社会因素共同作用于个体导致个体有自杀的风险甚至采取自杀行为。自杀行为和风险的评估需要考虑与自杀有关的诸多危险因素和保护因素。

(一)一般人口学特征

目前我们国家的现状是,男性的自杀率高于女性;女性自杀未遂行为的发生率高于男性；成年人的自杀率高于儿童青少年，老年人的自杀率最高；青少年自杀未遂行为的发生率高于成年人和老年人；农村自杀率高于城市；婚姻是男性自杀行为的保护因素，但对于女性却可能是危险因素；无工作或失业、从事特定职业（农民、化学家、药学家或医生）、移居他处和独居通常是自杀的危险因素。所以评估个体的自杀风险需要了解其一般人口学特征。

（二）自杀未遂既往史

个体曾经有过自杀未遂，是个体重复自杀未遂乃至自杀死亡的极高危因素。评估常用的提问有："过去任何时候您是否有过过量服药或割腕等自杀自伤行为？"如果回答"是"或"有"的话，则可继续追问相关细节，以判定个体的行为是否属于自杀未遂。

（三）亲友有自杀行为

个体的亲友有自杀行为，是个体自杀未遂乃至自杀死亡的独立危险因素。评估时问："您的亲友当中，有没有人有自杀行为？"如果回答"有"的话，则可继续追问相关内容。

（四）负性生活事件造成的长期或急性心理压力大

个体经历负性生活事件，且造成个体长期或急性心理压力大，是个体自杀未遂乃至自杀死亡发生的独立危险因素。评估时问："您过去任何时候是否遭受过虐待、欺凌、性骚扰、其他重大不良事件或者给您带来很大心理压力的不良事件？"如果回答"是"的话，则可继续追问相关内容。

（五）目前抑郁程度重

个体目前的抑郁程度重，无论是否达到抑郁症的严重程度，是个体自杀未遂乃至自杀死亡的危险因素，独立于精神障碍。评估时问："您最近是否每天大部分时间都感觉情绪低落、郁闷、伤心、悲伤、难过、高兴不起来、想哭或者郁郁寡欢？""对于您曾经感兴趣的东西或活动，您最近是否每天大部分时间都失去了兴趣、兴趣明显减退或者即使做了也没有之前的愉悦感觉甚至缺乏愉悦感？"

如果有一个条目回答"是"的话，则继续追问此症状持续存在的时间及其他抑郁症状。无论个体符合美国精神障碍诊断与统计手册第 5 版（DMS-5）重度抑郁发作的诊断标准还是症状数目符合诊断标准但症状持续存在的时间不到两周，均需要考虑个体的抑郁程度。

（六）精神障碍

精神障碍患者是自杀未遂和自杀死亡的高危人群。自杀未遂者与自杀死亡者在采取自杀行为当时罹患精神障碍的比例高，西方发达国家这一数字是 90% 或以上，我国分别是 40% 和 63%。精神障碍患者的自杀风险明显高于普通人群，特别是抑郁症、精神分裂症、酒精滥用或依赖、边缘型人格障碍和双相障碍等患者。所以，面对任何因心理问题求助的个体均需评估其是否符合精神障碍的诊断标准。

如果个体同时罹患不只一种精神障碍，其自杀风险更高。评估时需要通过精神科检查、病史采集、心理测评和其他辅助检查的方式来确定个体是否符合特定精神障碍的诊断标准。

（七）近期有自杀意念、自杀计划、自杀准备或自杀未遂行为

如果个体明确表示近期有自杀念头、考虑自杀、制订了自杀计划、为自杀做准备或者已经有过自杀未遂行为，则个体就存在自杀行为发生的风险。评估既可以先谈别的话题再逐步切入，也可以直接询问。例如，在个体谈到其痛苦体验时，询问："您这么痛苦，是否想到过死甚至考虑自杀？"或者"一些人在此种情况下会想到死甚至考虑自杀，您是否也这

样?"或者直接问:"您是否有死亡或自杀的念头?"

如果个体否认有死亡或自杀想法,则无须询问自杀计划、自杀准备或自杀未遂方面的内容。如果个体承认有死亡或自杀想法,则可继续追问:"您是怎么想的?是否制订了自杀计划、为自杀做了一些准备或者甚至已经采取了自杀行为?请具体说一说。"个体越认真考虑自杀,自杀计划越细致,为自杀做足准备或者近期有过自杀未遂行为,其自杀的风险就越高。个体计划采用的自杀方式致死性越高,自杀风险也越高。

(八)绝望感、痛苦感或想死的程度

个体的绝望感、痛苦感或想死的程度越强烈,自杀的风险越高。可以用 0~10 分或者 0~5 分来量化评估个体当时的绝望感、痛苦感或想死的程度,0 分表示一点儿没有,10 分(或 5 分)表示最严重;也可以用其他方式评估。

(九)冲动性

在自杀未遂或自杀死亡者中,冲动性自杀占一定比例。个体的冲动性越高,自杀风险越高。可以用定性方式(是或否)、心理量表或者连续性数字来评估个体的冲动性。

(十)躯体疾病

个体罹患躯体疾病,特别是长期罹患那些折磨人的疾病(如慢性疼痛、神经系统疾病等)或者不治之症,个体自杀的风险高。

(十一)自杀工具或环境的方便易得程度

如果个体有方便易得的自杀工具或者所处环境方便患者采取自杀行为,个体自杀的风险就会高。例如,在高楼林立的城市,跳楼自杀就比较常见;在农村地区,服农药自杀则常见。

(十二)社会支持系统

如果个体独自生活,缺乏社会支持系统或主观感受不到

社会支持,其自杀的风险就会高。可以用相关心理量表来评估个体可获得以及主观感受到的社会支持程度。

(十三)日常生活方式

个体日常的生活方式,即饮食、睡眠和运动习惯或变动,与个体的自杀风险有关。如果个体远离成瘾性物质,饮食、睡眠和运动规律健康,就有助于个体远离自杀。如果反之,个体自杀的风险会增高。

(十四)乐观、有韧性和良好的人际关系

个性乐观,有韧性,且人际关系良好,是保护个体远离自杀的因素。如果个性悲观消极,缺乏灵活性,人际关系差,则会促使个体考虑乃至选择自杀行为。

个体具备的危险因素越多,个体的自杀风险就越高;具备的保护因素越多,个体自杀的风险会降低。但是依据这些因素预测个体近期或即刻自杀风险的准确度依然很差,这是目前学术上的难点。

第二节 自杀危机干预流程及注意事项

一、自杀危机干预的流程

对于评估后确定有高自杀风险的个体,自杀危机干预通常包括以下六步。

(一)评估界定个体目前的关键问题

通过评估明确与个体目前高自杀危险性有关的具体问题是什么,即明确个体目前:是否存在迫切需要解决的现实问题?有无功能不良性认知或行为?生活方式是否存在问题?如果存在至少两种情况,则需要跟个体一起协商确定需要优先处理的情况以及接下来要处理的情况,从而为第三步的干

预打下基础。

（二）给予心理支持，建立稳固的合作联盟

在评估干预过程中，通过倾听、复述、提问、小结和澄清等语言表达和非语言表达给予个体所需的心理支持与共情理解，以便与个体建立平等、相互信任、良好且稳固的合作联盟。这是心理干预起效的基石。给予个体心理支持，可以增强其活下去的愿望，自杀风险就会降低。

（三）制订并落实干预计划

针对现实问题，应用问题解决治疗，制订解决问题的方案；针对功能不良性认知或行为，则应用认知行为治疗，找到功能适应性的替代认知或行为；针对不良生活方式，通过心理健康教育引导个体发现此种生活方式带来的不良影响，从而促进个体主动调整生活方式。在这个过程中，对于缺乏改变动机的个体，需要结合动机访谈来增强其改变的动机。

除此之外，对于拒绝改变的个体，也可以首先正常化其自杀想法，再引导他发现还有其他出路；或鼓励个体学会先等等看，不急于采取自杀行为，从而让个体有机会发现希望和变化；还可以通过探讨，让个体驳斥其想死的愿望、提升其想活的愿望。这些都是自杀危机干预可能用到的具体策略。

（四）预测自杀危机情形，制订危机应对卡

通过评估发现容易触发个体自杀危机的具体情形，然后制订出自杀危机应对卡。当个体在接下来一周或几日内遇到类似情形时，就可以按照危机应对卡列出来的具体方法来自我帮助。个体可以通过危机应对卡上的一种或几种方法来帮助自己渡过自杀危机。

危机应对卡写有如下自杀危机出现时要做的部分或全部内容：①要做的具体事情，如收拾整理屋子、运动 40 分钟或听喜欢的歌曲等；②要对自己说的劝慰话语，以激发求生的

欲望或打压想死的理由；③紧急联系人的姓名和电话，以寻求亲友的帮助；④可以拨打的心理危机干预热线号码；⑤去附近急诊或医疗机构就诊；⑥联系治疗师寻求即刻帮助。

（五）编织安全网，确保个体安全

去除个体身边可能存在的用于自杀的危险物品（如酒精、药品、刀具、农药、化学物品或炭等），让个体远离危险环境（如高楼、高处或湖泊等），与个体信任的亲友、老师、同学、领导或同事联系，请求他们增加对个体的关心和陪护，以避免个体出现自杀行为，增加其安全的概率。必要时亲友需要对个体进行24小时陪护，以帮助个体平稳渡过自杀危机阶段。

（六）获得不自杀及愿意尝试干预方法的承诺

个体走出自杀危机往往需要一段时间，而一次的自杀危机干预结束后，并不意味着个体的自杀危机就消失了。因此，为了最终帮助个体远离自杀，干预者就需要获得个体的不自杀承诺，这样才有助于个体想自杀时能想起曾经做出的不自杀承诺，从而起到自我提醒的作用，虽然不自杀承诺的效果有限。

此外，最终走出自杀危机，需要个体在非干预时间尝试反复练习所学方法，落实干预的具体方案，才能逐步找到对个体有效的自杀干预方法，所以在自杀危机干预时获得个体愿意尝试干预方法的承诺也很重要，这样个体才会加以练习，才能最终帮到自己。

二、注意事项

（一）加强自我觉察

在自杀危机干预的过程中，干预者需要留意自己对个体所抱有的不合理期待和干预中的情绪变化及相应的自动化思维，例如，期望一次干预个体就有显著转变、个体就不应该对干预没反应及相应的愤怒情绪、自己无能为力、谁也帮不了他及相应的挫败感或失望感,等等。

在确保个体安全的前提下,允许个体出现一些看起来不合常理的反应,也允许个体不做转变,依然给个体关心、理解和支持,给个体沉淀思考的时间,同时抱有且传递出希望。这对于自杀危机干预来说尤其重要,特别是在对青少年或人格障碍患者进行危机干预时。

(二)自杀危机干预的步骤需灵活调整

自杀危机干预的具体步骤并非严格按照上述六步进行,可以根据个体的实际情况灵活调整,或缩减或增加一些步骤,以适合不同的个体。对于不同的个体来说,自杀危机干预需要的次数不能一概而定,通常需要将危机干预与常规的心理干预或治疗结合起来,才能有效帮助到有自杀风险的个体。

(三)动态评估自杀风险

个体的自杀风险会随着时间、事件或情形不同而发生变化,需要动态评估个体的自杀风险,以便能够及时发现与干预个体的高自杀风险,降低个体自杀行为发生的风险。对于低自杀风险的个体,则可以按照常规方式进行心理干预或心理治疗,但也需动态评估个体的自杀风险,及时调整干预策略,因为此时的自杀风险低,不等于未来个体一直是低自杀风险。

(四)行为激活与 24 小时陪护

对于抑郁程度重的高自杀风险个案,直接进行自杀危机干预有相当大的困难,往往需要先通过行为激活改善个体的抑郁程度,同时安排个体亲友或人员对个体进行 24 小时的陪护,以避免个体有机会采取自杀行为。待抑郁程度有所改善后,如果个体自杀的风险依然高的话,再对个体进行自杀危机干预。

（五）考虑转诊住院治疗

对于那些高自杀风险的个体或者拒绝接受任何干预措施的高自杀风险个体，通常建议转诊至精神专科医院接受进一步评估和治疗（特别是住院治疗），这对于降低个体自杀的风险至关重要。

（六）关注人格障碍

相当一部分自杀个案有人格障碍，对于罹患人格障碍的个体，在常规心理治疗的基础上，需要特别注重建立稳固的合作联盟，并动态评估自杀风险，不时开展自杀危机干预，以起到预期的效果。

（七）采用循证治疗方法

自杀是生物、心理和社会因素共同作用的结果，虽然认知行为治疗、问题解决治疗和人际关系治疗是研究证实有效的心理干预技术，但自杀干预通常需要综合措施。

（八）理解"慢即是快"

自杀危机干预不可能一蹴而就，往往不是一两次干预就可以圆满收工的。自杀危机干预需要相对持续的治疗干预和个体的反复练习才能逐步取得成效，需要理解"慢即是快"的道理。

第三节 个 案 示 例

一、个案简介

一个被诊断为抑郁症的高一女孩，15岁，汉族，有抑郁症病史1年余，曾经断续接受抗抑郁药物治疗，疗效不明显；也曾接受过一段时间的心理咨询（具体流派不详），无明显效果。父母在发现患者的遗书后下决心送患者住院治疗。住院接受系统抗抑郁药物治疗和心理治疗后疗效不明显，且自杀意念加重并反复有自杀未遂行为，于是接受改良电休克治疗一个疗程，亦无明显疗效，患者持续处于高自杀风险状态。

二、第一次干预示范与讲解

下面是此个案一次自杀危机干预过程逐字稿的节选。

患者：为什么所有人都觉得不能死？明明死亡也是一个选项。

医生：那是什么让你想到了死亡这个选项？

患者：我特别不想面对人情世故、伦理道德，我又是一个天性懦弱的人，只能选择逃避。死亡不需要回头，因为死了就什么都不需要面对了。

医生：人痛苦的时候就会想逃避，想到死，也是人之常情，何况你还把自己看成一个天性懦弱的人。

上面的逐字稿，让我们发现患者的自动化思维对她的影响："我又是一个天性懦弱的人，只能选择逃避"；同时我们发现有自杀风险的个体思维的僵硬性让患者看不到其他出路："只能选择逃避"。如果我们有机会针对这一自动化思维开展工作，让患者发现她不是她认为的天性懦弱的人，或者让患者发现她还有死亡以外的其他选择，自杀的风险就可以降低。这可以是这次干预的工作点，也可以是以后的工作重点。

接下来患者继续谈。

患者：父母出于好心让姑姑陪伴，姑姑出于好心向父母反馈我的情况，让父母非常担心。本来姑姑要回家，因为我的情况而继续待下来，他们都是出于好心。住在这里花了父母很多钱，我心里非常不乐意。姑姑不在就需要请护工来照顾我，所有的人都是出于好心。只有我把他们的好心当成痛苦。现在有四个大夫给我做心理治疗，但是我本身不需要这么浪费医疗资源，医生应该拯救更有价值的人，而不是我。我就像负能量制造机，把所有人都弄得很不快乐。我天生就很懦弱，从来不敢面对，只能逃避，让我去死不是很好的选择吗？所有人都以为我姑姑在，我就不敢再做什么过激的事情，前天我选择我姑姑吃饭的时间采取行动。我实在是太难受了，我姑姑在这里，我依然有可能控制不住采取行动。昨天姑姑这么说了，让我保证不再做过激的行为，她就回家；护士也这么说，让我保证，就把我的约束松开。我担心自己控制不住。

患者的上述话语让我们看到她的负性自动化思维一大堆，"我在浪费医疗资源，我就像负能量制造机，把所有人都弄得很不快乐。我天生就很懦弱，从来不敢面对，只能逃避。我自己控制不住自己"。这些想法都可以成为我们心理干预的对象，特别是"我天性懦弱"这一点，由于患者反复提到它，所以它是最关键的自动化思维。

医生接下来明确告知患者自己的看法和患者的完全不同，且对患者进行抑郁症的心理健康教育，促进患者对自我的理解，减少患者对自我的责备。

医生观察到患者在整个谈话过程中始终低头闭着眼睛，于是医生鼓励患者抬头看着医生，可是患者睁眼看一眼医生后又接着低头闭上眼睛。由此可知，患者沉浸在她的头脑世界中，马上对患者进行认知干预有难度。于是医生放弃认知干预，鼓励患者站起身来在室内来回走走，一起看看室内的阳光、花草，通过这样十来分钟的活动将患者的注意力从其头脑中拉回到现实世界，即通过行为激活让患者先缓解抑郁情绪，再在随后的治疗中对患者进行认知干预。

医生：你认为自己在浪费医疗资源，不值得，是负能量制造机，把所有人都弄得很不快乐。我却不这样认为，因为任何一个患有抑郁症的人可能都跟你差不多，会将自己看成负担，也会想到死，经过治疗好转后绝大多数人的想法就会发生改变。你这种情况需要一步一步接受治疗才可能好起来，这就是我来给你做认知行为治疗的目的。

患者：婴儿的时候不需要管人情世故，就很快乐地生活。

医生：就像你说的，你并不是生下来就不快乐，而是在长大的过程中，经历了人情世故，学着才变得不快乐了。所以我们就需要重新学习，看看怎样帮助自己找回快乐的自己。

患者：人生有快乐、不快乐，我都体验到了，不需要再体验到了，前几天还体验到了快乐。

医生：那请你通过这面镜子看自己的脸，是否真的是你所说的快乐的脸？

患者：那是因为我想死死不了，所以不快乐。之前的快乐也是装的。

医生：所以我们就需要一起找到快乐，如果找到快乐之后，你在真正而非假装的快乐中还选择去死，那也未尝不可，我那时绝对不会做任何干预。你现在 15 岁，最近一年越来越体验不到快乐，前面谈到了，这是抑郁的症状。所以我们找回快乐需要一步一步来才有可能。

患者：就是我可以先跟你说一件事，就是如果我昨天，不对，前天，如果我继续表现得很快乐，快乐到，快乐到有一天我出院了，然后我再选择自杀，这样的结果对我来说其实也是一种选项，但是我之所以现在还能跟您坐在这里谈话，是因为，只是我表现得不快乐而已。就是其实有可能就是王大夫已经治好了我，只是……

医生：只是你自己表现，没表现出来王大夫治好了的那个快乐？

患者：对。

医生：你觉得你有没有陷入自己所谓的文字游戏当中？

患者：不知道。因为您很信任我，所以您把我的手上的带子给解开了，但是我现在很诚实地跟您说，我现在真的很想……

医生：很想自杀，是吧？

患者：很想往这里磕。

医生：噢，好站起来，睁开眼睛看看，来，你看，睁开眼睛，来，睁开眼睛瞅着！

患者：关键就在于现在所有人对我的信任，在我看来都是道德绑架，所以这难道就不是一种问题吗？

医生：好，所以现在大家都有信任你，你觉得你自己内心很痛苦，很想一死了之，是吧？违背了大家的信任，是这么说吧？

患者：（她点头）

医生：所以试着别把这些东西楞加在自己脑袋上，他们要信任你，那是他们的事。把眼睛睁开，把眼睛睁开瞅瞅，你瞅瞅这里头的花，来，把眼睛睁开，把眼睛睁开，来看看照进来的阳光，我把你拉起来！

患者：我对不起您，但是我真的不想。

医生：哎，噢，不、不想，那站起来，站一会儿，来，咱俩别在这儿、光在这儿坐着了！哟嗨，掉了，没事，把那个……来，唉，这边，唉，咱俩稍微站起来站一会儿，站起来活动一下，来，唉，站起来活动一下，我拉着你。这样活动活动，把这个胳膊那么伸展伸展、活动活动，小A，来。你瞅瞅，来，瞅一瞅，瞅一瞅看看。

接下来医生和她的主管医生一直陪着她在室内来回走动,看花和讨论花,她流泪了。十多分钟后嘱咐医生和护士接下来多陪她看看花草和来回走动,结束了这一次干预。

三、第二次干预示范与讲解

三天后,对患者进行了第二次的认知行为治疗干预,下面是此次治疗的逐字稿节选。患者首先谈到她的需求是尽快出院,出院后就可以选择死亡。在此基础上医生的重点是对患者进行认知模型的心理健康教育,同时让患者学会发现自动化思维对她的不良影响,从而发现其可以改变的方面,重塑希望。鉴于患者的抑郁发作及其加重与她感觉自己的数学成绩下降有关,而她一直将数学看作精神支柱,所以讨论重点就放在她对数学竞赛成绩的看法上。在干预过程中不时会出现认知方面的新障碍需要克服,让患者发现思维的影响力。

患者:就是我唯一的需求就是尽快出院。

医生:好,尽快出院。那出院最终的目的是什么?

患者:出院之后毕竟自己是自由的。

医生:好,获得自由,还可以干什么?自由了,有了自由之后要干什么?

患者:然后就想做什么就做什么呗。

医生:比方说你的梦想是啥?

患者:比方说我的梦想就是死亡呀。

医生:哦,还是死亡?所以你获得自由之后就是还是走向死亡?

患者:对啊。

医生:没有别的梦想了?

患者:没有了。

医生:好,那可能我们就谈谈你的情绪变化,了解一下认知行为治疗，既然你的需求是死亡，那我现在也不可能跟你谈死亡的事情，对吧？所以咱干脆花点儿时间，花差不多30分钟的时间，我们来谈谈认知行为治疗，你不是跟王老师做了认知行为治疗嘛，哎，从这里头做认知行为治疗你学会了什么？

患者：（沉默）

医生：咱回忆，你做了好像得有十来次了吧，你做了十来次的认知行为治疗，记住了些什么？

患者：我的想法就是我的想法，它不一定是客观事实。

医生：你能举个例子吗？你哪一次的想法只是想法，不一定是客观事实？

患者：嗯，比如说昨天晚上睡觉的时候我觉得很热，但是实际情况它可能并没有，它并不是气象学上所说的热。

医生：噢，好，那你这么说我有一点没完全明白，你觉得很热，这只是你生理上的一个感觉而已，当然你身体的感觉跟气象学上的热可能不完全一致，这倒是。似乎我有点儿没完全理解，这好像没提到想法，比方说身上很热的时候，这种身体感觉出来，你当时的想法，比方说"热得我受不了了，我承受不住了"，或者"快把我给热疯了"，有这样的想法吗？

患者：没有。

医生：那你当时的想法是什么，体验到热的时候，感觉到热的时候？

患者：嗯，好像没有什么想法。

医生：噢，所以有的时候身体有感觉，不一定有什么想法。哦，那再举另外一个例子，因为你说想法跟客观事实不一定相符。

患者：我做无抽，我大部分都不记得了。

医生：哦，大部分都不记得了，哦，哎，还记得哪些小部分的东西,咱俩想一想?

患者:嗯,好像有一次谈到数学竞赛,然后我觉得我考得很差,有这个想法,但事实上我考进了复赛。

医生:哦,好! 实际上是考进了复赛,但你觉得自己考得很差,是吧? 好,所以客观实际是你考得很差还是如何? 你说跟客观实际不符。

患者:确实如果在没有考进复赛的同学看来,我肯定是考得很好。但是如果在我们学数学竞赛的同学中,那我肯定考得很差。

医生:哦,看对比的对象是谁,是吧? 如果跟没考进数学竞赛的同学相比,你考得不错;如果跟考进数学竞赛的人相比,你可能考得差一些,是这么说吧? 好! 咱们就针对这个来谈谈认知行为治疗。我就想问,是哪部分人占多数? 是考进数学竞赛的那些人、考进复赛的人占多数? 还是没进了,甚至连考试都没参加的那些人占多数?

患者:嗯,第2种。

医生:第2种是吧? 就是参加,就这基数,分母是多少?

患者:不知道,我们数学竞赛参加的应该就差不多一个班。

医生:只有一个班左右的人,是吧?

患者:嗯。

医生:那分母的话,你们学校你们年级总共有多少个班?

患者:总共有20个班,但是并不是每个班都所有人都参加了数学竞赛。

医生:总共有20个班,参加的那个总数加起来估计有一个到两个班?

患者:那不止,那可能差不多有10个班。

医生：10 个班级去参加了，所以是二分之一的学生去参加了竞赛，是这么说吧？总数的二分之一参加了竞赛。

患者：不对，是四分之一。

医生：总数的四分之一去参加了竞赛啊，然后最终参加完之后能进入复赛的占多大比例？就参加的里头进入复赛的。

患者：记不太清。

医生：就大致嘛，就有 100 个人？

患者：基本、基本学数学竞赛的那个班就只有一两个没进。

……（略去一些讨论细节）

医生：一个班 50 人左右，所以 20 个班的话是 1 000 人。那 1 000 人当中 38 个人进入了复赛。

患者：那 1 000 个人没有所有人都去考数学竞赛。

医生：对，你觉得没有考数学竞赛的那些人属于数学好的，还是说数学本身就不是很好的？

患者：就没有参加数学竞赛的人，其中有一部分是因为他们参加了别的竞赛。

医生：哦，所以他们在别的方面有他们擅长的地方，是吧？好，不过这么看起来，1 000 个人里头有 38 个人进入了复赛，是吧？好，可是你给自己定位自己考得很差，当你想着自己考得很差的时候，你心情变成啥样了？

患者：就不太好。

医生：你不太好，描述一下，是烦躁、是失望、是伤心、是郁闷、是生气？是什么样的一个情绪状态？

患者：挺伤心的。

医生：伤心，是吧，挺伤心。好，你看，盯着这儿看（指着"自己考得很差"这个写下来的自动化思维)，看见了没有？这是事儿吧(指着"数学竞赛复赛的成绩")。其实不仅仅要看我们的想法跟客观事实符合不符合,更主要的是看到想法对情绪的影响。你的重点就是放在了你在这个考进了的38个人里头,你认为自己考得挺差,是这么说吧?所以你就挺伤心的,你有没有看到这些分母?你有没有看到1 000个分母?

患者:确实这1 000个分母,其实他们也不是抱着考得很好的目的来考的,他们是因为被老师鼓动来的。

医生:对,所以不管怎么样,如果跟总数比起来,一个人能去参加这个数学竞赛的培训班,并且考进了复赛,本身在学校这些同年级的总体当中数学是什么样子的?

患者:嗯,不太明白。

医生:一个人能去参加数学竞赛,他还考进了复赛,他的数学成绩在同年级的人当中是属于什么样的情况?

患者:还行。

医生:对,(指着写在纸上的替代思维,那些分析后的事实)如果你能留意到这一点,而不仅仅放在这一块(指原来的自动化思维),你觉得你的情绪会变得有什么不一样?哪个对于你学习有帮助?当你觉得自己考得很差、伤心的时候,你是愿意学习,还是能看到自己数学在同年级人当中的排名,哪个有助于你学习?

患者:看到这1 000个人。

医生:是吧,其实这就是哪个对我们……,很重要的一点,我们就得学会看到这个符合实际情况并且对我们有帮助的想法。就是你刚才说的第2种,看到分母的情况后的想法。所以一个人的情绪糟糕,一个人的行为变得不想学习,甚至想逃避,是不是跟那个想法有关系?如果我们学会了留意那些误导我们的想法,学会调整它,你觉得你会怎么样?有什么变化?

　　患者：就是我不得不说，我不太属于这种能简单思考一个问题的人。

　　医生：哦，所以你觉得这是属于简单思考问题了。那复杂思考，看来你是属于复杂思考问题的人了，是吗？

　　患者：因为一件事它有非常多的角度，非常多的因素，非常多的……，就一件事它是非常复杂的，不能就轻易改变了自己的想法，而忽略了其他的因素。

　　医生：好，你试着把其他的因素说一说，咱看看怎么个复杂思考。本来复杂思考，复杂思考的目的是啥？如果做复杂思考，其实你不太善于简单思考，善于复杂思考，是不是这么说？这倒是挺好的一个能力。复杂思考的目的是什么？

　　患者：是为了看事情更全面更客观。

　　医生：更全面更客观，非常好！所以你把你的复杂思考说一说，我看看。

　　患者：就是比如说，数学竞赛分为填空题跟简答题。填空题 10 道题我只对了两道题，但是没有参加数学竞赛培训的人对的都比我多，那这就是一个显而易见我在填空题上答得非常差劲的因素。

　　医生：哦，好，这是一个复杂，填空是差劲，是吧？因为其他的人都比你这块对得多了很多，可是你才对了两道题啊，很好！这复杂的分析很好！还有别的复杂分析吗？继续说。这是一个了，我知道了。

　　患者：还有答简答题的时候……

　　医生：嗯，简答的时候怎么着？

　　患者：就是正常来讲应该静下心来答题，但我答题的时候非常烦躁。

　　医生：哦，好，所以答简答题的时候非常烦躁，结果呢？

　　患者：结果我就是一出考场，别人，就是他们说，就是听他们一说我就知道该怎么做，但是我上考场的时候完全没有做出来。

医生：噢，完全做不出来，是吧？嗯，好。就是你其实这题是会的，是吧？但那时候一烦躁之后，这答案啊、解题的思路完全没了，空了，是这么说吧？

患者：嗯。

医生：非常好，你这分析得很具体，还有什么，你的复杂思维？

患者：一定要关于数学竞赛吗？

医生：就是，现在咱们不是谈数学竞赛么，不谈别的，先把这一个事谈清楚了，其他的咱就是同样的道理，我把你的复杂思维我先搞明白。数学竞赛一个是填空、一个简答，除了填空简答以外还有别的题吗？

患者：没有。

医生：数学竞赛就填空和简答题？

患者：对。

医生：就这两类题？

患者：对。

医生：那两类题你这个空了，这个你10道题才对了2道，你怎么进的复赛呢？我这就奇怪了。这都空了，那就是0分，对吧？

患者：不是空了，是比如说有一些题只答第一小问，第二小问就什么都没写。

医生：对，那简答题你对了多少道题呢？

患者：不知道。

医生：那你怎么进去的复赛呢？

患者：我也不知道呀。

医生：我就奇怪了，那估计是你贿赂老师了？

患者：那我也不知道。

医生：你贿赂老师了没有？

患者：没有。

医生：你家长贿赂老师了没有？

患者：这我也不知道。

医生：这竞赛可以被贿赂吗？进入复赛还可以被贿赂进去？

患者：肯定不行。

医生：肯定不行，所以我就想问你，那怎么进去的？

患者：我也不知道。

医生：所以我就想问，你最终得分是多少？

患者：不知道，都不知道，它只有你进没进的名单。

医生：只有进没进的名单啊，所以这么告诉我的话，尽管你填空题对了两道，然后简答题对了多少道也不知道，也不知道最终得了多少分。那告诉我们什么？如果这个题你答糟了的话，确实按你平常的状态，你不是不会，是脑子烦躁的时候空了，有些东西你答不上来，甚至只答了第1步，第2步没答。哎，那告诉我们什么？你这个复杂分析我觉得很好，但这个复杂分析，如果人能够进入复赛的话，假如你是最差的话，其他人比你这个状况要好却没进复赛，你的状况最差但进了复赛了？

患者：（沉默）

医生：怎么个情况？

患者：不知道。

医生：所以告诉我们，你的复杂思维把自己限制在哪儿了？确实复杂思维我觉得做得不错，能分开来看这个事，但这个复杂思维把自己限制在什么地方了？

患者：（笑着说，且语气变轻松）不知道。

医生：你自己笑了，是吧？（笑）你笑的是什么？

患者：因为我实在是不知道怎么回答您的问题了。

医生：哎，如果你是最差的标杆，可不可以？咱先把你放在最差的标杆上，你觉得是那些没进复赛的人都比你答得好？还是说这次的题出得如何了？题，出题，竞赛题的话一般出得会如何？

患者：比较难。

医生：对，所以只有38个人进了那个复赛。尽管比较难，可是对你来说啊，假如你学会了方法，在答题的时候把这种烦躁情绪学会消灭掉或者减弱的话，你觉得你的成绩会不会？你是属于不会，放空了？还是说一烦躁导致你没写好、没想清楚？你是哪种情况？

患者：是因为我烦躁。

医生：好，所以如果你学会方法消除或减轻这个烦躁，你觉得你的数学会有什么变化？参加竞赛，或者做数学题你会有什么变化？

患者：不知道，我也没有试过。

医生：以前，以前考试的时候有没有不烦躁的时候？

患者：嗯，考数学竞赛吗？

医生：就是考数学比赛之类的，或者普通的考试，有没有不烦躁的时候？

患者：有啊。

医生：那时候你脑子怎么样？

患者：有时候考得好，有时候考得差。

医生：有时候考得好，有的时候考得差，如果这么说起来，大部分情况是什么？

患者：就还行吧。

医生：好，不烦躁的时候大部分情况还行。所以重点是，看见了没有，重点是怎么样来了解、管控情绪。这是你的弱点，可不可以这么说？如果我们学会方法管控情绪了，你会的东西你还会不会写出来？

患者：会。

医生：好，非常好！这是这个简答题啊。那填空题，10个里头会了2个，这个是不会，所以没答出来，还是也有类似的这个情况？

患者：不知道，我考完了我就对了一下答案，就没再碰那张卷子了。

医生：就没再想，因为觉得自己太差劲了，都不敢看自己的那些东西了，是吧？所以如果我们学会一些方法，就是我今天说的CBT的这个方法，了解情绪跟什么有关系，学会管控情绪的话，你的数学成绩，咱就说填空都答不出来，如果你的简答都答出来的话，你的成绩进入复赛的话，会如何？

患者：可能会好一点儿。

医生：非常不错！这就是咱俩今天特别想谈的内容，你总结一下，告诉我，咱俩今天把我的简单思维跟你的复杂思维结合在一起，再结合CBT的原理，我想说的是啥？

患者：如果我学会管控情绪、改变认知，我就能取得更好的成绩。

医生：对。

四、案例总结

之后对患者进行了6次认知行为治疗，总共8次治疗（前4次是每周2次的治疗频率，后面4次是每周1次），患者的自杀念头彻底打消，带着希望出院，恢复了学习。

（李献云　李晓虹）

第五章　暴力/恶性犯罪事件受害者的心理危机干预

　　近 20 年来我国社会治安一直向好发展，故意杀人罪、抢劫罪、绑架罪等严重暴力犯罪持续下降，公众体感治安水平持续上升。然而暴力/恶性犯罪事件仍时有发生，对受害者造成破坏性影响，引发社会广泛关注，如 2022 年 6 月 10 日凌晨发生的"6·10 唐山烧烤店打人事件"。案件发生后，作案视频通过网络传播、迅速发酵，引起众怒并造成恶劣影响。暴力/恶性犯罪事件作为一种极具破坏性的创伤事件，其结果不仅仅是生命和财产的损失，暴力/恶性事件中的受害者不可避免地会继发各种精神卫生问题，需要及时开展心理干预工作。

第一节　暴力/恶性犯罪事件的相关概念

　　暴力犯罪是犯罪学中的概念，其内涵和外延尚未完全统一。但作为"智能犯罪"的对称概念，可理解为以暴力手段来实现犯罪目的的犯罪行为。为此，暴力犯罪通常指以使用暴力或者威胁使用暴力非法侵犯他人人身、非法占有他人财产、危害社会安全等犯罪行为。具体包括：①法律条文中明确将暴力行为规定为犯罪构建客观方面要件的或犯罪情节之一的，如强奸罪、绑架罪、抢劫罪、拐卖妇女儿童罪等；②法律条文中虽然没有明确规定暴力，但犯罪事实上只能是暴力或者以暴力为主要犯罪手段的，如暴动越狱、故意杀人、故意伤害罪等。

　　恶性犯罪事件则是从犯罪行为的严重性或恶劣程度来判

断的,犯罪的恶性程度大小关系到刑罚的轻重。《中华人民共和国刑法》第四章刑罚的具体运用第一节量刑中第六十一条规定:"对于犯罪分子决定刑罚的时候,应当根据犯罪的事实、犯罪的性质、情节和对于社会的危害程度,依照本法的有关规定判处。"犯罪的事实、犯罪的性质、情节和对于社会的危害程度是区分犯罪恶性程度大小的主要依据。

八大恶性刑事犯罪通常指故意杀人、故意伤害致人重伤或者死亡、强奸、抢劫、贩卖毒品、放火、爆炸、投毒罪。《中华人民共和国刑法》第二章第十七条规定:"已满十六周岁的人犯罪,应当负刑事责任。已满十四周岁不满十六周岁的人,犯故意杀人、故意伤害致人重伤或者死亡、强奸、抢劫、贩卖毒品、放火、爆炸、投放危险物质罪的,应当负刑事责任。已满十二周岁不满十四周岁的人,犯故意杀人、故意伤害罪,致人死亡或者以特别残忍手段致人重伤造成严重残疾,情节恶劣,经最高人民检察院核准追诉的,应当负刑事责任。"

掌握暴力/恶性犯罪事件的相关概念,特别是了解关于刑事责任的相关规定,对于开展暴力/恶性犯罪事件受害者的心理干预是必需的。

第二节　暴力/恶性犯罪事件受害者常见精神心理问题

暴力/恶性犯罪不仅会造成受害者躯体损害和/或财产的损失,还会引发各类精神心理卫生问题,主要包括急性应激障碍、创伤后应激障碍、物质滥用、抑郁和自杀等。

一、急性应激障碍

急性应激反应或急性应激障碍在创伤事件后最为常见,

其中又以暴力/恶性犯罪后最易发生。急性应激障碍通常在创伤事件后的数分钟到数小时内发生，主要表现为分离症状、再现症状、回避症状和过度警觉症状，病程不超过1个月。研究数据表明，17%~82%暴力犯罪事件受害者会在经历暴力事件后出现急性应激障碍。急性应激障碍具体表现可因暴力犯罪事件类型不同而不同。如遭受强奸或强奸未遂的女性受害者分离症状发生率高达85%，而且几乎所有受害者都存在再现症状；而大规模枪击事件中幸存者分离症状的发生率为11%，但有75%的人会有明显的过度警觉症状。

二、创伤后应激障碍

遭受暴力/恶性犯罪事件后的急性应激反应如在1个月内不能缓解，则会进一步发展为创伤后应激障碍。既往的研究提示，暴力/恶性犯罪事件受害者创伤后应激障碍的发生率为17.8%~38.5%，显著高于其他创伤事件中的受害者（6.8%~9.4%）。创伤后应激障碍主要表现为闯入症状、逃避症状、认知情绪及觉醒反应性的改变。部分患者的人格解体和现实解体分离症状明显，可诊断为创伤后应激障碍解离亚型。创伤后应激障碍往往预示着患者社会功能的持续受损，生命质量和幸福感下降，以及合并抑郁、物质滥用等其他精神障碍。研究表明，暴力犯罪受害者一旦出现急性应激反应，最后发展为创伤后应激障碍的概率可高达89%，提示在该人群开展心理危机干预工作的重要性。需要注意的是，遭受性侵害或身体侵犯等直接攻击人身的犯罪行为的受害者最容易发生创伤后应激障碍。

三、物质滥用

暴力犯罪和物质滥用之间向来关系密切。一方面物质滥用本身会诱发暴力犯罪，因此物质滥用人群更经常地经历暴力伤害事件；另一方面暴力犯罪事件受害者为应对创伤，也可能诉诸物质滥用等危险行为。研究表明暴力犯罪事件受害者中创伤后应激障碍和物质滥用共病现象尤为突出，暴力犯罪受害者的创伤后应激障碍症状越严重其物质滥用程度越深，物质滥用疗效也越差。研究还表明，暴力犯罪受害者的创伤后应激障碍症状的严重程度与线索诱发心理渴求高度相关，提示暴力犯罪受害者物质滥用行为可能更多的是基于负性强化的机制。

四、抑郁和自杀

抑郁和自杀问题在暴力／恶性犯罪事件受害者中同样常见。研究数据表明，暴力犯罪事件受害者在暴力犯罪事件发生后的 1 年内，有 30%~42.3% 的受害者可出现严重的抑郁症状。抑郁是自杀最重要的预测因素，研究提示重性抑郁障碍患者中 37.7% 存在自杀意念，15.1% 有明确的自杀计划。尽管目前关于暴力／恶性犯罪事件受害者自杀行为发生情况尚无确切数据，但由于自杀的不可逆性和严重危害性，对该人群的心理干预工作要高度重视抑郁和自杀相关问题。

第三节　暴力／恶性犯罪事件
受害者的特殊性

尽管我国整体社会治安水平较高，但是暴力／恶性犯罪事件仍然是普通人群最可能遇见的创伤事件。不同于自然灾害，也不同于非故意事故，暴力／恶性犯罪事件受害者有其特殊性，心理干预工作中需要特别注意。

一、犯罪的故意性和直接伤害性

暴力／恶性犯罪事件中施暴者或犯罪分子的行为往往具有故意性，因此受害者和受害者的亲属情绪反应剧烈，愤怒情绪多见。其次，暴力／恶性犯罪的行为大多是对人身的直接侵犯行为，甚至危及生命，因此暴力／恶性犯罪事件对个体的心理破坏性极大，最易引起急性应激障碍。

二、犯罪受害者的司法参与

暴力／恶性犯罪事件受害者的另一个特殊性是受害人要参与司法程序。这就可能涉及以下几个方面的问题。首先，从侦查机关立案侦查，到审查提起公诉，以及最后的法院审判，被害者都可能要参与。参与整个司法过程对于不熟悉司法过程的普通人来说本身就充满压力感，这对于经历重大创伤的个体更是如此。其次，整个司法过程中间还会有各种不确定性，不确定性可能给受害者再次带来压力和焦虑等负性情绪。最后，在受害者参与司法的过程中还需要配合完成犯罪过程回忆和陈述等工作，因此受害者可能会在司法参与的过程中经历二次伤害。

三、讳疾忌医尤为突出

伤害越深，时间越长，越不愿意揭疤示人。暴力／恶性犯罪事件受害者可能是最不愿意去谈论自己受害经历的一群人，因此主动寻求治疗的也就很少。美国的一项社区暴力受害者的调查研究发现，尽管受害者中有 34% 的人最后可诊断为创伤后应激障碍，但是只有 15% 的受害者曾经有过心理咨询／治疗的就诊经历。讳疾忌医在暴力／恶性犯罪事件受害者中尤为突出，这也是其中很多人长期合并精神障碍的主要原因，充分证实了及时开展心理干预工作的重要性和必要性。

四、弱化的心理支持

暴力/恶性犯罪伤害的不仅是直接受害者，受害者的亲属也会因此产生各种精神心理反应，轻则出现暂时性的焦虑愤怒情绪，重则出现急性应激反应，甚至继发抑郁、创伤后应激障碍等精神障碍。负性情绪让亲属难以给受害者提供健康的、积极的、充分的心理支持，这也是影响受害者康复的重要因素。另外，由于受害者不愿主动寻求他人帮助，因此也不易获得充分的社会支持。为此，暴力/恶性犯罪事件的心理干预必要时应拓展到受害者亲属。

五、可怕的"误会"

受害者为获得他人理解和支持，需要与他人分享暴力/恶性犯罪事实，然而受害者也可能因此遭遇污名和受害者指责。例如，在强奸案件中就存在所谓的"强奸误会"或"强奸神话"（rape myths）现象。"强奸误会"指的是人们对强奸受害者的一种错误的偏见或刻板印象，表现为通过合理化受害者做错事来为性暴力行为辩护。如有的女性在解释强奸行为时会认为，"她可能没有全力反抗，所以才被强奸"。而更有甚者，会认为"如果她不是喝了酒/穿着暴露/看起来淫荡，她不会被强奸"等。这些评判会增加受害者的内疚和自责感，并且会不断认同这些想法，使受害者内心倍感折磨与痛苦。

第四节　暴力/恶性犯罪事件受害者心理问题成因分析

我们可能会习惯性认同"凡不能毁灭我的，必将使我强大"。可是如果毁灭性的伤害是他人故意为之，且受害人处于不可抗拒、不可预测的处境时，惊慌失措、焦虑不安、抑郁消沉也就不难理解了。暴力／恶性犯罪事件受害者的心理状况与事件本身的性质有关，而个体反应则会因个体的应对方式和社会支持系统等的不同而不同。

一、暴力／恶性犯罪事件的恶性是心理问题的主要成因

暴力／恶性犯罪事件具有以下四个特点。

1. 破坏性　暴力／恶性犯罪事件通常直接对受害者进行人身侵犯，导致健康问题，甚至死亡。暴力／恶性犯罪事件的破坏性对个体心身健康造成了直接威胁。

2. 不可预测性　受害者会感受到暴力／恶性事件的发生不可预测，并因此产生安全感连续性的破坏，对心理稳定感产生巨大影响。

3. 不可控性　暴力／恶性事件的发生使受害者感受到无法和无力保护自己或亲人，不可控性体现了受害人人身权的剥夺。

4. 故意性　受害人知觉到犯罪行为的主观故意性是暴力／恶性犯罪事件区别于自然灾害、非故意事故等其他创伤事件的关键特征，也是暴力／恶性犯罪事件导致心理问题高发的关键。

暴力／恶性犯罪事件的破坏性越大，直接的心理创伤就越大。不可预测性和不可控性越大，危机感就越强且持续存在。如犯罪属受害者亲朋好友所为，则对受害者的世界观、人生观等认知破坏性越大，精神病理症状也更为突出。

二、反应的个体差异

凡物莫不相异，世界上没有两片相同的树叶。经历同样

的事件，不同的受害者反应各不相同，主要与受害者本人的应对方式及其社会支持系统等因素有关。受害者的应对方式是个体反应差异的主要因素。消极、非适应的应对方式不利于问题解决，不能有效缓解应激反应。消极的应对方式包括回避相关犯罪事实 / 信息、酒精烟草等物质滥用、否认和自我欺骗等。相反，采用积极的、适应性的应对方式可有效减轻应激反应，甚至可有效避免后续继发的各类精神卫生问题。积极的、适应性的应对方式主要包括如下几种。

1. 解决问题（problem-solving）或趋向（approach）应对方式　该类应对方式直接面向问题本身，有具体的决策、计划和行动，其目标是解决问题和解决痛苦的来源。常见的应对策略有：寻求包括家人、朋友、相关机构和专业人士的帮助，自助（如协助收集犯罪事实，自己进行放松训练，自我照料等），自我赋能（如参加提升自卫能力的培训班，学习心理调适技能等）。

2. 情绪指向应对方式（emotion-focused coping）　该类应对方式直接面对自身情绪，通过积极思考、放松、情绪表达和分心等方式改善负性情绪体验。常见策略有放松训练、有意分心、生物反馈训练等。

3. 认知重构（cognitive reframing）　该类应对方式是个体为适应被伤害后生活进行的一种适应性的认知重构过程。例如，受害者在这次危机事件中不仅看到消极面，也能够看到积极一面；或者试图改善对当前事件的灾难化评判；再或者将内归因转为全面的认知模式等。

除应对方式之外，个体的人际交往能力和社会关系利用情况也是影响患者应激反应及其康复进程的重要因素。受害者的人际交往能力越强，社会关系利用情况越高，其社会支持系统就越可能被用于应对应激事件。个体过去的创伤经历也是影响应激反应的重要因素，研究表明经历过适度的、恢复良好的压力性事件的个体的心理韧性更好，处理挫折的经验更多，应对创伤应激的能力更强；但经历强度过大或过于频繁的创伤应激（如家庭暴力、童年期虐待等），则罹患创伤相关精神障碍的风险更大。

第五节　受害者心理问题干预的对象、原则和注意事项

如前面所述，暴力／恶性犯罪事件通常具有主观故意性，因人身侵犯带来的心理破坏性，同时可能具备不可控制和不可预见性，因此暴力／恶性犯罪事件通常都已超出个体日常的应对能力，进而导致心理危机及各类精神卫生问题。因此，一般情况下需要对暴力／恶性犯罪事件中的受害者开展心理干预工作。

一、暴力／恶性犯罪事件心理干预的对象

暴力／恶性犯罪事件由于极大迫害性，不仅对亲历者和其亲友有影响，对目击者和救援人员也会产生一定影响，因此心理干预的对象包括：直接受害人、受害人亲属和好友、恶性犯罪事件的目击者、救援人员（例如，警察、医护人员等）。

二、暴力／恶性犯罪事件心理干预的原则

暴力／恶性犯罪事件受害者心理干预遵循危机干预、心理咨询和心理治疗的通用原则。除此之外，还应遵守以下四个原则。第一，生命安全至上。发现危及生命安全和人身安全的危机情况，应立即采取必要的保护措施，以确保受害者生命和人身安全。第二，坚持依法守法原则。鼓励支持暴力／恶性犯罪事件受害者运用法律武器保护自己权益，反对一切

违法犯罪行为。第三，亲属共同参与。协助构建健康有效的社会支持系统，形成合力，帮助受害者康复。第四，分工协作原则。暴力/恶性犯罪事件处置需要多部门协同才能解决实际问题，心理干预工作应充分认识到分工协作的重要性。

三、暴力/恶性犯罪事件心理干预的注意事项

暴力/恶性犯罪事件心理干预方案的制订和实施过程中需考虑的特殊性和注意事项如下。

1. 受害者安全相关问题　在心理干预方案的制订和实施过程中应充分考虑受害者主观安全感及客观人身安全问题，应尽可能减少受害者人身安全风险并提升其主观安全感。

2. 家庭成员或好友的参与　在心理干预方案的制订和实施过程中还应考虑到受害者社会支持系统的重要性，健康、稳定和温暖的情感支持和实际帮助对受害者康复至关重要。相反，充满负性情绪的家庭成员和不和谐的家庭氛围会让受害者更难摆脱创伤的影响。

3. 文化因素　在心理干预方案的制订中要考虑到可能存在的文化影响，如"强奸神话"等存在受害者责备和受害者耻辱的社会文化现象，会进一步造成二次伤害。在危机干预中要特别注意到这些因素对受害者的影响，帮助其修正歪曲的认知，建立客观科学的认知模式。

4. 司法参与　心理干预的安排和实施要充分考虑到受害者司法参与的实际情况，并应考虑到司法过程可能给受害者带来的情绪和心理变化。

四、受害者心理问题干预的一般过程

（一）咨询关系的建立

暴力/恶性犯罪事件的性质导致受害者很难与他人建立

信任关系，因此心理干预的首要任务就是与受害者建立安全、信任的咨询关系。受害者只有在安全、信任的咨询关系中才可能吐露心声，真正投入心理干预的过程。

干预者在整个危机干预过程中，应努力通过共情表达自己对受害者的所感所想，并适时传递自己帮助受害者的态度，以让受害者感受到心理危机干预带来的温暖感受和理解支持。特别是相互尊重、安全可控的沟通氛围有助于受害者放下敌对与防御，找到放松、舒适和自控的感受。干预者与受害者建立的咨询关系本质上是协同合作关系，干预者是在与受害者协商沟通的基础上，一起掌控整个心理干预的进程。受害者对心理干预的控制感有助于其提升应对创伤的自我效能感，而这正是心理干预的目的。

（二）积极倾听和全面评估

心理危机干预者必须积极倾听。通过积极倾听受害者言语和非言语信息，才能真正理解相关的事实和受害者的想法感受。受害者也会因干预者的积极倾听，变得更愿意表达。积极倾听可以促进干预者收集足够多的信息，从而对受害者进行全面评估。

评估应包括但不限于以下内容。

1. 犯罪事实及受害者的主观理解　干预者需要了解犯罪的基本事实信息，并了解犯罪行为给患者带来的影响。特别需要了解受害者对犯罪事实及其影响的主观评估和看法。同一件犯罪事实，不同的人理解可以完全不同。

2. 受害者的应对方法及效果　干预者需要询问受害者是如何应对该事件的，并通过何种方式减少事件给自己造成的不利影响。了解受害者采取了哪些具体的应对方法，干预者可就此与受害者讨论这些方法的利弊，并找到最有利的应对方式。

3. 精神心理状态的评估　干预者应对受害者在事件发生当时、几天后及当前的精神心理状态进行全面评估，包括生理、认知、情绪和行为反应表现、严重程度及动态变化过程等。尽可能将这些反应与受害者的应对方式建立关联，有助于受害者通过改变应对方式而改善心理状态，并通过自身不断调整而获得对自己心理状态恢复的控制感和信心。

4. 风险评估　干预者应主动评估和识别受害者是否存在自伤、自杀、伤人的危险，风险评估要贯穿整个干预过程。一旦发现受害者有较高风险，一定要及时转介，并做好自杀的危机干预，减少自杀风险。

（三）发展积极适应性的应对机制

帮助受害者理解创伤事件的影响，并学会积极应对是心理干预的重要工作。首先，干预者应开展心理健康教育，帮助受害者了解应激反应和应对的相关知识，理解创伤性事件发生后出现应激性反应是一种正常的心理表现，所有经历类似情况的人可能也会出现各种各样的不适，进而减轻其内心的恐慌与无助。同时，干预者还应帮助受害者理解这些症状如果长期存在则可能对其身心健康造成负面影响，因此需要及时处理这些症状。接着，干预者可以和受害者就如何解决这些问题进行"头脑风暴"，梳理当下存在的问题，罗列具体的应对策略以及每个策略的优劣势，综合衡量后选择一个最优解决方案。注意在这个"头脑风暴"的过程中，应尽可能启发受害者进行独立思考和决策，干预者更多的只是提供相关的知识和引导。

除此之外，在这个阶段干预者还需要传授必要的情绪稳定技术，以帮助受害者处理可能出现的强烈的负性情绪反应。这些技术包括呼吸练习、冥想放松、蝴蝶拍、遥控器、保险箱、接地技术等。

（四）进一步转介和处理

相当一部分受害者在健康教育和发展建立积极应对方式后，通过良好的社会支持系统可以得以有效缓解，甚至完全康复。但是如果存在以下情况，则需要进一步干预。

1. 存在明显的自伤、自杀倾向　通常合并严重的抑郁情绪或其他精神心理问题，必要时应住院治疗。

2. 存在明显的躯体化症状　需要进一步完善相关检查，以排除其他躯体或器质性疾病。

3. 创伤应激症状严重　需要转介接受进一步的创伤干预治疗，如眼动脱敏与再加工（EMDR），认知行为治疗（CBT），情绪行为治疗（EBT），叙事暴露疗法（NET）等。

4. 其他需要转介的情况　受害者社会功能受损明显，或存在其他需要转介的情况，均需转介进一步处理。

第六节　个 案 示 例

一、个案简介

王同学，一位 22 岁的女大学生。辅导员和室友们反映她之前是一个非常活泼乐观的人。热爱生活、喜欢学习，同学关系好，整个人状态看上去很好，平常总是絮絮叨叨地聊着各种"新闻趣事"。然而，最近王同学却完全变得像另一个人。情绪极不稳定，感觉自己开心不起来，对什么都提不起兴趣。注意力很难集中，甚至无法坚持学习。这一切都与其认识的"男朋友"有关，王同学在与男朋友约会的时候，她经历了恐怖的"约会强奸"。这让她感到恐惧和窒息，也让她感到从未有过的弱小和无助。甚至，她有时会真的相信是自己犯了什么错，才会导致发生了这样的事情。

　　王同学非常痛苦与矛盾。一方面，她要经受精神上的痛苦，白天脑子里总是不停地闪回着那些不堪的画面，晚上则从噩梦中惊醒。另一方面，她更要忍受心理上的无助，不知道怎么去应对这个"男朋友"的骚扰，也不知道自己要不要和家人说。未来开始模糊不清，想着想着，看到了灰色的雾，而自己一个人在雾里。

　　后来在室友的鼓励下，她选择了求助于辅导员。辅导员在咨询了法律专业的老师后，建议她报了警。目前，案件已经立案。"男朋友"对自己的行为供认不讳，但案件办理还要一个过程。在辅导员的建议下，她来到了精神科门诊。精神科医师对其进行了精神病学的问诊评估，诊断考虑"抑郁发作""创伤后应激障碍？"，建议抗抑郁药及心理治疗等综合干预。精神科医师向其推荐了一名年龄稍长的女心理治疗师，她与女心理治疗师协商了具体的干预方案。

　　在第一个心理治疗阶段，治疗的目标是要围绕性侵犯的事实开展评估工作。具体包括犯罪分子的相关信息，性侵犯的方式、频率、严重程度与持续时间等。并进一步了解受害者关于遭遇性侵犯的想法和主观感受。然而在心理治疗的实施过程中，建立信任、安全的治疗关系是整个治疗成功的关键所在。因此，心理治疗师用了至少三次心理沟通来尝试建立信任、安全的治疗关系。在明确王同学可以感受到温暖和安全的心理治疗氛围后，在明确王同学愿意沟通个人隐私后，心理治疗师用了近2个小时的时间，和王同学对遭遇性侵犯的事实进行了回顾和整理。这个阶段后，王同学感觉自己非常疲劳，但同时也感觉自己心里像丢下了什么似的，轻松了很多。

　　在第二个阶段的心理治疗的过程中，心理治疗师主要和王同学一起共同尝试如何与父母沟通这些事件。这样做的好处在于，一方面可以进一步巩固第一阶段的治疗成果。阐述事实是遭遇性侵犯创伤事件心理干预中重要的心理疏通方法，敢于面对事实则是遭遇性侵犯事件心理干预的主要进步体现。另一方面也可以提升家人对该事件的认知，减少事情的诡秘性。同时，又可以将患者的社会支持系统重新连接起来，促进父母对王同学的关爱，便于整个家庭对后续问题处理意见的统一。

在第三阶段的心理治疗中，心理治疗的关键词为"恢复"。王同学通过规范的抗抑郁药物治疗，抑郁情绪得到一定程度的缓解。此时也是类似患者处理不良情绪和创伤记忆的时机。心理治疗师通过日记记录、空椅子技术等鼓励王同学表达遭遇性侵犯带来的不良情绪和躯体感受，鼓励通过绘画来表达其难以表达的其他感受。在处理创伤性闪回时，教会王同学呼吸放松的方法，以提高情绪稳定性，控制闪回带来的思维和情绪的卷入。

第四阶段的治疗，关键词是"正常"。在没有 100% 恢复如初的情况下，就鼓励其尽快恢复到力所能及的生活、学习和社交之中。生活上回归到原宿舍，可以在宿舍里进入正常的生活作息。学习上回到了原班级，参加相应的课程学习。社交上尽管目前与男同学相处仍会紧张，但开始尝试在其他女同学在场的情况下，与男同学聊天和讨论问题。同时引导王同学记录"正常"学习生活中的快乐点滴，在心理治疗的过程中与心理治疗师共同分享。

经过几个月的心理治疗，王同学目前在父母的帮助下基本处理完毕法律相关事务，情绪、身体状态有了极大改善。最重要的是，王同学可以较为平静地聊起这些过往。

二、心理危机干预的短期目标及措施

（一）短期目标一

了解被性侵犯的相关事实，包括犯罪分子的相关信息，性侵犯的方式、频率、严重程度与持续时间等。了解受害者关于遭遇性侵犯的想法和主观感受。

干预措施：通过无条件的关注，积极的倾听和真诚的共情等建立良好的咨询关系。在较小压力感情况下，开始尝试探讨遭受性侵犯的经历。确保建立安全、可靠的咨询关系后，全面收集性侵犯的相关事实，包括犯罪分子的相关信息，性侵犯的方式、频率、严重程度与持续时间等。鼓励受害者表达与性侵犯有关的想法及情感，注意保持积极的倾听和必要的共情反应。

（二）短期目标二

将遭遇性侵犯的相关情况告知重要的家庭成员，减少事情的诡秘性。在家中讨论遭遇性侵犯的事件及应对方法。

干预措施：组织包括家庭成员在内的家庭访谈，在咨询师的帮助下向家庭成员讲述被性侵犯的相关情况。坚决反对家庭成员否认和封锁消息的态度，并要求做出改变的承诺。促进家庭成员对受害者的理解和关爱，鼓励家庭成员表达此次事件给自己带来的负面情绪。

（三）短期目标三

受害者需要清楚地明白自己不需要对此次事件承担任何责任，犯罪分子应对此次事件完全负责，并受到惩罚。受害者的羞愧、内疚、自责感明显减少或消失。

干预措施：如果家庭成员或亲朋好友表达此性侵犯事件，受害者也有相应责任时，咨询师和受害者应给予面质。帮助受害者及家庭成员正确理解此次事件的相关法律责任,受害者不需要为此承担任何责任,犯罪分子应该遭到法律的惩罚。学习和理解相关的法律知识。理解包括"强奸神话"在内的社会"误会"现象。

(四) 短期目标四

梳理遭遇性侵犯对自己生活的影响,鼓励表达性侵犯事件给自己造成的想法、情绪和行为的变化。

干预措施:指导受害者通过日记记录、空椅技术等表达性侵犯事件给自己带来的苦恼,记录相关的想法和感受。与受害者讨论记录的内容,积极给予共情并注意稳定受害者的情绪反应。列出事件发生后,受害者生活的变化,讨论变化带来的可能影响。运用艺术治疗技术(如素描、油画等)帮助患者表达难以言表的情绪感受。开始尝试协助受害者以第三人称的视角讲述事件发生的前前后后及其影响。

(五) 短期目标五

改变受害者言谈和活动减少的状态,使其努力进入正常生活作息。

干预措施:学习包括呼吸放松、冥想放松等情绪稳定性练习,根据身体条件指导开展必要的体能恢复性训练。引导受害者注意到性侵犯事件之外的其他工作、生活和学习等日常事务,开始努力进入正常生活作息。尝试学会寻找和感受日常生活中的快乐要素,并与干预者分享快乐的感受。

(六) 短期目标六

受害者对他人的信任感逐渐增强,社会人际交往增加,开始恢复与朋友的联系。同时,愤怒、攻击和反社会言行明显减少。

干预措施:指导受害者理解什么是人际信任,以及如何去核实与他人的人际信任水平。指导与不同人际信任水平的人社会接触的方式，并鼓励与值得信任的朋友更多接触。鼓励受害者开放且直接地表达与遭遇性侵犯相关的经历、感受和想法，而不是愤怒、攻击和反社会言语。指导受害者开始关注自身想法和情绪，并学会以健康的方式表达和处理自己的需求、情绪。

（七）短期目标七

积极的自我陈述增多，自尊水平提升。

干预措施：通过积极心理学的咨询和治疗技术，学会自我认可、自我赞扬，培养受害者的自尊水平。

三、心理危机干预的长期目标

1. 不再遭受性侵犯/强奸。

2. 修通性侵犯带来的情绪和行为问题。

3. 建立和维持与他/她人保持亲密关系的能力。

4. 尽量减少发生性侵犯的可能性。

5. 消除关于性侵犯的"误会"，要求性侵犯实施者承担责任。

6. 面对性侵犯经历带来的痛苦时，不诉诸攻击暴力行为或物质滥用行为解决问题。

7. 修复和发展自尊。

（骆　宏　王　钢）

参考文献

[1] ARMOUR C，ELKLIT A，SHEVLIN M.The latent structure of acute stress disorder: a posttraumatic stress disorder approach[J].Psychol Trauma，2013，5（1）：18-25.

[2] BREWIN C R，ANDREWS B，ROSE S，et al.Acute stress disorder and posttraumatic stress disorder in victims of violent crime[J].Am J

Psychiatry, 1999, 156 (3): 360-366.

[3] CAI H, JIN Y, LIU S, et al.Prevalence of suicidal ideation and planning in patients with major depressive disorder: a meta-analysis of observation studies [J].J Affect Disord, 2021, 293: 148-158.

[4] DANSKY B S, SALADIN M E, BRADY K T, et al.Prevalence of victimization and posttraumatic stress disorder among women with substance use disorders: comparison of telephone and in-person assessment samples [J].Int J Addict, 1995, 30 (9): 1079-1099.

[5] DWORKIN E R.Risk for mental disorders associated with sexual assault: a meta-analysis [J].Trauma Violence Abuse, 2020, 21 (5): 1011-1028.

[6] ELKIT A, BRINK O.Acute stress disorder as a predictor of post-traumatic stress disorder in physical assault victims [J].J Interpers Violence, 2004, 19 (6): 709-726.

[7] ELKLIT A.Acute stress disorder in victims of robbery and victims of assault [J].J Interpers Violence, 2002, 17 (8): 872-887.

[8] JAYCOX L H, MARSHALL G N, SCHELL T.Use of mental health services by men injured through community violence [J].Psychiatr Serv, 2004, 55 (4): 415-420.

[9] JOHANSEN V A, EILERTSEN D E, NORDANGER D, et al.Prevalence, comorbidity and stability of post-traumatic stress disorder and anxiety and depression symptoms after exposure to physical assault: an 8-year prospective longitudinal study [J].Nord J Psychiatry, 2013, 67 (1): 69-80.

[10] KILPATRICK D G, ACIERNO R.Mental health needs of crime victims: epidemiology and outcomes [J].J Trauma Stress, 2003, 16 (2): 119-132.

[11] MARTIN C G, CROMER L D, DEPRINCE A P, et al.The role of

cumulative trauma, betrayal, and appraisals in understanding trauma symptomatology[J].Psychol Trauma, 2013, 52(2): 110-118.

[12] NORTH C S, SMITH E M, SPITNAGEL E L.Posttraumatic stress disorder in survivors of a mass shooting[J].Am J Psychiatry, 1994, 151(1): 82-88.

[13] O' HARA S.Monsters, playboys, virgins and whores: rape myths in the news media's coverage of sexual violence[J].Language and Literature, 2012, 21(3): 247-259.

[14] ROTHBAUM B O, FOA E B, RIGGS D S, et al.A prospective examination of post-traumatic stress disorder in rape victim[J].J Trauma Stress, 1992, 5(3): 455-475.

[15] SALADIN M E, DROBES D J, COFFEY S F, et al.PTSD symptom severity as a predictor of cue-elicited drug craving in victims of violent crime[J].Addict Behav, 2003, 28(9): 1611-1629.

[16] SANTIAGO P N, URANO R J, GRAY C L, et al.A systematic review of PTSD prevalence and trajectories in DSM-5 defined trauma exposed populations: intentional and non-intentional traumatic events [J].PLoS One, 2013, 8(4): e59236.

[17] STEPHANE G, DOMINIC B, JOSETTE S, et al.A systematic literature review of early posttraumatic interventions for victims of violent crime[J].Aggress Violent Behav, 2019, 46: 15-24.

第六章　个人丧失的心理危机干预

第一节　丧失的概念及分类

丧失，就是失去曾经拥有的东西。失去有两种含义，一是死亡，二是离开、没有联系，或者感到被对方拒绝，遭到遗弃。生活中充满了各种丧失，如失去亲近的人、失去未来各种可能性以及身体的损害等，可以说丧失与成长共存，它们会带来生活的改变。

丧失一般可分为三类：成长性丧失，源于生命规律和人在生活中作出的选择取舍，如搬迁、转学等；创伤性丧失，源于生命中一些不可预测性和突发性的事件，如亲人去世、失恋、身体伤残、社会联结破坏、财产损失等；预期性丧失，源于人的预期，并没有真正发生，也不一定真正出现。如失去未来各种可能性——升学、恋爱、不能生育、信任、安全、控制、稳定和支持的丧失等。

丧失伴随着个体的成长过程，当丧失发生时总会给个体生活带来一定影响，有些会给人带来创伤感受，如创伤性丧失和预期性丧失。但有些可能不会，如成长性丧失。下面重点探讨创伤性丧失发生后个体的心理反应。

1. 内疚感　在天灾人祸的突然丧失中，幸存者大多会有很深的自责与内疚情绪。面对亲人离开，幸存者在无法接受事实的同时，会联想起许多以往生活中自己没有好好对待、照顾亲人的往事，从而更加觉得对不起逝者，让自己陷入内疚的自我折磨之中。他们会认为"如果当时我能做点什么，逝者就不会离开"，似乎是自己的错误导致了亲人的死亡。

2. 失控感　丧失导致当事人与丧失客体的联系中断，即日常生活陪伴的中断和心理依恋关系的中断。尤其在意外、被动丧失发生后，当事人心理将体验到强烈的失控感和无力感。失控感源于当事人生活规律、节奏、习惯被迫遭到扰乱，一时不知如何应对。无力感源于面对失控的现实局面深感无能为力，以及与自身内心世界连接的客体的消失导致的被抛弃感。

3. 孤独感　孤独感是一种封闭心理的反映，是感到自身和外界隔绝或受到外界排斥所产生的孤伶苦闷的情感。亲人离去或恋人离开会导致当事人将原本投注于外部（丧失客体）的情感因无处投放而收回，失去希望的丧失会导致当事人出现强烈的挫败感，此类指向自身的负面情感将会共同造成当事人心理封闭，孤寂倍增。

第二节　创伤与哀伤

成长过程中一定会伴随着丧失，但不一定都会造成创伤，然而，无论如何都需要哀伤（mourning）。陈维樑、钟莠药将哀伤定义为任何人在失去所爱（bereavement）或所依附对象时所面临的状态和过程。尽管学者们从不同的研究角度定义哀伤，但均支持以下两个观点：①个体经历创伤分离或丧失事件；②个体经历丧失后的反应和复原调适历程。哀伤是指一个人失去某人或某事物后的情感反应，从一开始的失落所造成的生命转变、经历一段混乱与调适之后，度过急性哀悼期，到达相对稳定的状态，哀伤的过程是修通丧失，避免形成创伤的过程。哀伤包括悲伤（grief）与哀悼（mourning）的反应。对于死亡和各种丧失，哀伤是悲伤的一种体验和修通的过程,在这个过程中,哀伤者放弃对失去的客体的紧密情感。

哀伤反应表现为以下四个方面。

1. 情感 悲伤、愤怒、愧疚、自责、焦虑、孤独感、无助感、惊吓、否定、解脱、麻木。

2. 行为 拒食/过度进食、恍惚、回避、梦魇、叹气、持续的过度活动、哭泣、避开逝者的遗物、接近逝者常去的地方或保留逝者的完整遗物。

3. 生理 睡眠障碍、躯体紧张、喉咙发紧、对声音敏感、呼吸急促有窒息感、肌肉软弱无力、缺乏精力。

4. 认知 否认事实、困惑、沉迷于对逝者的思念、相信逝者还存在、看待事物缺乏真实感。

丧失会给人带来悲伤。亲人的死亡或离去,使人有一种被抛弃感,与内心世界连接的客体的消失会带来无助感,甚至会引起内疚感,认为亲人的离去是自己的错。正常的悲伤是我们在怀念逝者的同时,记住曾经美好的东西。我们通过悲伤而达到心理的痊愈,即丧失的痛苦的解除。但是,常常会有其他形式的悲伤成为心理发展中的障碍,使丧失成为创伤。例如,未解决的、延长的悲伤;忧郁;常年的哀悼者。未解决或延长了的悲伤表现为哀伤的过程被停止或阻碍;内疚感、回避、周年的纪念等是未完成悲伤的症状。常年的哀伤者的表现为:丧失的客体以与心理隔开的方式保留,可以表达的、内心得以休息的地方被墙围住了;否认丧失;社会行为如为死去的人提供食物;把丧失的客体作为与过去的连接体。

从心理学角度讲,丧失,需要哀伤修通,而修通的过程包括:①确认和理解丧失的真实性;②表达、调整和控制悲伤;③应对由于丧失所带来的环境和社会性的改变;④转移与丧失的客体的心理联系；⑤修复内部的和社会环境中的自我。

第三节　哀伤辅导

对于经历丧失的个体，哀伤是丧失后的重要过程。哀伤如同身体创伤要承受创痛、不能回避，要有一个逐渐恢复功能的过程，这时哀伤辅导要及时介入其中，心理干预者帮助哀伤者面对因创伤事件带来的各种丧失，修通因丧失带来的各种困扰，建立新的客体关系，发挥机体的代偿能力使其丧失的功能获得恢复或改善，重新修复内部和社会环境中的自我，帮助哀伤者走出阴霾、步向成长。美国心理学家库伯勒-罗斯提出哀伤的五阶段论：拒绝、愤怒、讨价还价、抑郁、接受。当然每个人的哀伤历程有所不同，也不一定完全按照上述阶段的顺序出现，每一阶段的分界也往往会相互重叠，有时也会来回反复。

一、哀伤辅导的目标

1. 帮助他们度过正常的悲哀反应过程。
2. 使他们能正视痛苦。
3. 表达对死者的感情。
4. 找到新的生活目标。

二、哀伤辅导的操作方法及程序

（一）第一阶段：接受丧失的事实

强化哀伤的真实感，引导陈诉发生时当事人在哪里，当时的情况怎样，如何发生的，是谁告知你的，亲友们是如何谈这件事等信息。

该阶段会出现否认的表现,对死亡事实的否定、对丧失意义的否定,如说对方不重要,选择性遗忘,等等。

(二)第二阶段:鼓励哀伤者适度地唤起和表达悲伤情绪

使用象征、写信、绘画、角色扮演、认知重建等技术,从鼓励正向的回忆开始,引导悲伤者充分唤起经历哀伤的痛苦,表达悲伤情绪。要让丧失者知道丧失后出现悲伤痛苦的表现是必然的、正常的。

(三)第三阶段:帮助哀伤者适度地处理依附情结

协助哀伤者处理已表达或潜在的情感,通过角色扮演等技术帮助哀伤者适度地处理丧失的心理体验,确认与逝者之间过去所扮演的依附关系已经结束,帮助哀伤者克服丧失后再适应过程中的障碍。

(四)第四阶段:逐渐接受与适应丧失后新的环境

通过哀伤仪式活动,协助哀伤者作最后的道别,支持、鼓励其在现实中继续生活下去,以健康的方式坦然地将情感重新投注在新的关系里。

三、哀伤辅导注意事项

1. 哀伤辅导人员必须具有相应资质,接受过规范、系统的哀伤辅导技术的培训与督导。

2. 处理哀伤的时机很重要,过早地处理反而会造成伤害,需做风险评估,防止自杀等风险行为。

3. 哀伤辅导是一种割断依附关系的渐进过程。哀伤是长期的疼痛,需要时间来疗伤,更需要持续的支持。发现有复杂性哀伤者或合并抑郁、自杀等其他严重精神、躯体疾病者要及时转诊,进行哀伤心理治疗或专科治疗。

第四节 个案示例

一、丧失亲人的心理危机干预

（一）个案简介

某地一工厂发生重大火灾，火灾发生后，工厂员工开展了积极的自救，车间班长作为一名工作时间最长的员工，对于厂房的通道和门窗比较熟悉，他多次往返火灾现场救出十多名同事，但因火势太过严重，最终仍有 119 名同事死亡，其中包括自己的妻子。大火最终被扑灭，而他却再也见不到自己的妻子。他也被安置在呼吸科病房中接受治疗，在病房中，他常常彻夜不眠，经常站在窗前凝望远方，默默地流泪。医护人员在查房中，看到他情绪低落，请求心理救援队的专家为他提供心理服务。

在跟这位班长的沟通中，心理救援人员发现，他存在严重的消极情绪，多次凝望窗外，在想自己要不要跟随妻子而去，但想想自己的孩子，还是犹豫了。他总觉得自己救出了那么多工友，却唯独不能救出自己的妻子，自己实在没有脸面对自己的孩子，想想自己跟妻子朝夕相处的点点滴滴，不由得更加绝望。他认为自己太没用了，说好要照顾妻子一辈子呢，没想到在这么重要的关头，自己竟然没有把她救出来。

跟班长进行了沟通后，心理救援人员决定使用空椅子技术为其提供心理干预。在他的房间里摆放三把相同的椅子，心理救援人员选择一把坐下，邀请他也坐下，并把另外一把椅子放在他的对面。心理救援人员告诉他："你的妻子由于突发的火灾离开你，你因为她的离去感到特别悲伤、痛苦，甚至悲痛欲绝，却无法找到合适的途径进行排遣，我们现在要用一种方法帮助你，感受自己的内心，表达、宣泄情感。我们会用一把椅子代表你的妻子，你坐在那把椅子对面和她对话，直到你把心里话全部说完为止。你愿意试试吗？"班长表示愿意尝试。心理救援人员对班长表示感谢，并让他调整了他和那把代表妻子的椅子之间的距离和位置。一切准备就绪后，心理救援人员指导他进行放松练习："现在请你闭上眼睛，在椅子里保持舒服的坐姿，注意自己的呼吸，慢慢地深深地吸气，缓缓地呼——，全身放松——。在心里面想象要对妻子所说的话。如果你想好了，就可以对着那把代表你妻子的椅子说话了。"班长沉默了很久，终于开口说话："对不起，我没有实现我对你的承诺，我救出了那么多人，却唯独没能把你救出来，我真没用呀，我怎么回家跟孩子交代呀？你就这么走了，我跟孩子可怎么办呀？我可真没用呀，我对不起你呀……"然后就是很长时间的泣不成声。心理救援人员在旁边默默地关注着他。良久，他的哭泣逐渐平静。心理救援人员跟他说："如果你的妻子在天有灵，她一定能感受到你的痛苦，你觉得如果她就坐在你的面前，就坐在这张椅子上，她会跟你说些什么呢？"又是一段时间的沉默，他缓缓地说："她会跟我说……"，救援人员跟他说："以第一人称跟你说，她会说什么呢？"她会说："老张，你是我们车间的大英雄，你已经救出了那么多工友，你非常了不起，我都为你感到骄傲和自豪。"班长停止了哭泣，自行转换了身份，对妻子说："可是我还是没有救出你来呀？你一点都不怪我吗？"班长开始抱头陷入在椅子中。这时心理救援人员跟他说："你的妻子还会跟你说些什么呢？""我真的不怪你，咱们的孩子也会为你的行为感到骄傲的，你在家里要好好照顾孩子，我会一直关注着你和孩子的，你跟孩子一定要好好的……"。又是很长时间的沉默，班长终于抬起头来，看着救援人员说："活着的人还是要好好活着的，谢谢你们，让我钻出牛角尖了。"

（二）空椅子技术

空椅子技术是行为治疗的一个技术，其在哀伤辅导中有很广泛的应用。个体往往会因为亲人的离世感到特别悲伤、痛苦，甚至悲痛欲绝，却无法找到合适的途径进行排遣，这时可以试着应用该技术。

该技术一般只需要一张椅子，把这张椅子放在来访者的面前，假定某人坐在这张椅子上。来访者把自己内心想要对他说却没来得及说的话，表达出来，从而使内心趋于平和。

1. 哀伤辅导中空椅子技术的注意事项

（1）说明原理：你的亲人由于灾难去世，你因为他们的离去感到特别悲伤、痛苦，甚至悲痛欲绝，却无法找到合适的途径进行排遣，我们现在要用一种方法，帮助你感受自己的内心，表达、宣泄情感。我们会用一把椅子代表你失去的亲人，你坐在那把椅子对面和他对话，直到你把心里话全部说完为止。你愿意试试吗？

（2）选择椅子：最好是相同的两把椅子。由来访者选择自己的椅子，并决定空椅子的位置和两把椅子之间的距离。

（3）放松、想象：请来访者闭上眼睛，在椅子里保持舒服的坐姿，注意自己的呼吸，慢慢地深深地吸气，缓缓地呼，全身放松，在心里想象要对失去亲友所说的话。想好了，就可以说话了。

（4）对空椅子讲话：此时救援人员需要记录他说的，不要有任何交流，以免影响他。

（5）结束后交流，做一些讨论：注意不需要和来访者逐条谈他刚才所表达的，可以跟他这样说：你刚刚经过这样的一个过程,有什么想法吗?有什么感受吗?有什么想说的吗?这样空椅子技术整个过程就全部结束了。我们要相信来访者有充分的内加工能力。

2. 哀伤辅导中,我们可以指导当事人这么做

(1)照顾好自己的生活,吃好、睡好、休息好,坚持适量运动。

(2)表达自己的感受,宣泄自己的情绪,想哭的时候可以哭。

(3)寻求支持,向自己的家人、朋友、邻居、同事、同学倾诉,看看以前的照片,谈谈去世的他/她。

(4)您可能感到生活没有了方向,可以在家里醒目的地方上贴一些纸条,提醒自己今天要做些什么事情。

(5)将可以随时联系的亲友电话号码写在显眼的地方,当自己需要帮助的时候,可以打电话寻求帮助。

(6)做一些让自己放松的事情,如短途旅游、约朋友看电影、按摩、看书、种点植物或养个易打理的宠物。

(7)避免喝过多的酒或抽过多的烟。

(8)如果身体不适,请及时就医。

(9)适当帮助他人,如去当志愿者,帮助老人搬点东西等。

(10)在丧亲的头一年里,避免做出重大的生活转变,这会让您保持安全感。

3. 哀伤辅导中,我们还可以这样帮助当事人

(1)主动提供帮助,询问他/她需要什么,然后尽力做好。

(2)若他/她想哭,不要阻止他,能够表达情绪十分重要。

(3)若他/她愿意说话,请耐心而专注地倾听,尽量不要

打断；可以的话，一起谈谈去世者生前的故事。

（4）若他／她不想说话，我们可以陪伴在他身边，即使是不说话的陪伴，也是一种支持。

（5）将自己的联系电话写在显眼的地方，并告诉他／她如果需要帮助可以打电话。

（6）如果没有时间去看他／她，可以定期打电话或发信息问候——即使他／她没有回复。

二、丧失健康的心理危机干预

（一）个案简介

李女士，一位66岁的退休女性，退休前她是一名敬业的教师，生活充满着激情和活力，退休后活跃于社区服务，生活充实而有意义。然而，一次例行体检带来的消息却像晴天霹雳，她被诊断为乳腺癌晚期。突如其来的疾病让她的生活顿时陷入混乱，终日感到恐惧和不确定。在经历了最初的震惊和拒绝接受之后，李女士入院于肿瘤科进行治疗，但她的日常被深深的恐惧所填满——她害怕治疗的痛苦，害怕未知的未来。夜晚，当世界沉寂下来，她的思绪却如同野马一般难以驯服，对生命终点的思考让她无法安眠。

在医院接受治疗的日子里，李女士不仅要忍受身体上的痛苦，还要面对心灵上的折磨。夜晚，她常常辗转反侧，无法入眠，思绪万千。在这样艰难的时刻，医院的心理支持团队介绍了张老师给她。张老师，一位经验丰富的心理咨询师，擅长运用综合心理干预方法，帮助患者面对丧失健康的心理挑战。

在他们的第一次会面中，张老师并没有急于让她讲述自己的病情，而是先让她分享一些自己的兴趣爱好和日常生活中的"小确幸"。这种轻松的交流方式很快拉近了他们之间的距离，为后续深入的心理工作打下了良好的基础。随着几次会谈的深入，李女士逐渐打开了心扉，开始表达她对疾病的恐惧、对未来的不确定感，以及对家人可能遭受的痛苦的担忧。张老师引导她认识到，这些负面情绪虽然强烈且真实，但并不是她一个人的战斗。通过共情、理解和接纳这些情绪，李女士可以找到转化它们的力量。

在接下来的几周里，张老师引入了情绪聚焦疗法中的一种核心技巧——"重新编织情绪经历"。他让李女士坐在一个安静舒适的明亮房间里，四周被她最喜爱的植物和温暖的阳光包围。然后，他轻声询问李女士愿意回忆的一个重要时刻，无论是快乐还是痛苦的。李女士选择了她职业生涯中的一个高点——那次她领导的项目获得了省级奖励。张老师引导她闭上眼睛，尽可能详细地回忆那一刻的场景、人物、情绪，甚至是空气的气味。随着李女士的讲述，张老师不时地插入温柔的提问，帮助她探索那时的感受和思考。这个过程不仅让李女士重新体验到了那份久违的成就感和自豪感，也帮助她认识到自己内心的力量和潜能。

紧接着，张老师引导李女士进行"创建新的情绪体验"的练习。他准备了一些彩色的笔和一张大画纸，邀请李女士将她对疾病的感受用颜色和形状表达出来。最初，李女士画下的都是暗淡的色彩和混乱的线条，但在张老师的鼓励下，她逐渐开始加入一些明亮的色彩和流畅的形状，象征着她对未来的希望和勇气。在这个过程中，张老师还帮助李女士绘制了一张"情绪地图"，上面标记着她人生旅程中的关键节点：从童年的快乐记忆，到青春时期的挑战，再到成年后的成就和现在的挣扎。通过这张地图，李女士不仅看到了自己一路走来的足迹，也看到了自己面对困难时从未放弃的勇气。这一系列的情感探索和创造性表达，让李女士逐渐从对疾病的恐惧和不安中解脱出来，找到了面对挑战时的内在力量。她开始更加积极地参与治疗，与家人和朋友分享自己的感受和想法，甚至为医院中的其他患者提供鼓舞和支持。

在躯体情况稳定出院后，心理治疗持续开展，张老师还鼓励李女士重拾她的爱好，如绘画和园艺，作为情绪表达和调节的途径。她开始将自己的恐惧和希望转化为画布上的色彩和花园中的生命力，这些创造性的活动为她带来了巨大的心灵慰藉和治愈。

经过几个月的心理干预，李女士的情绪状态有了明显的改善。她不再将自己仅定义为一名疾病患者，而是一个拥有丰富情感和生命力的个体。她学会了如何面对和管理自己的恐惧，重建了对生活的信心和热爱。

李女士的故事展现了情绪聚焦疗法在帮助个体面对丧失健康带来的心理挑战时的有效性。通过深入探索和积极转化负面情绪，个体不仅能够恢复心理健康，还能在逆境中发现新的成长和力量。

（二）情绪聚焦疗法

情绪聚焦疗法（EFT）是一种心理治疗技术，专注于情绪的深层次理解、接受与变革。其目的在于促进情绪的恢复与个人的成长，通过融合人文主义、依恋理论与情绪理论的精华，强调情绪对于人的适应、决策制订和维持人际关系的中心角色。EFT 的实践包含以下几个关键步骤。

1. 构建治疗关系　在心理咨询的过程中，建立一种信任和彼此理解的关系是至关重要的。通过真挚的同理心、毫无保留的注意力和专业的倾听技巧，咨询师可以创造一个安全且充满支持的空间，让来访者感受到自己的情绪经历得到尊重和理解。

2. 深入探索情绪经验 引导来访者深化对自身核心情绪经历的探索和表达,特别是那些难以启齿或被长期忽视的情绪。该过程旨在帮助来访者更准确地认识自己的情绪需求和反应方式。

3. 识别情绪图式 咨询师通过仔细观察并反馈来访者的情绪反应,帮助他们辨识出特定的情绪模式,如逃避、对抗或顺从等,并讨论这些模式对个人生活及人际关系的影响。

4. 情绪的转化 EFT 的一个核心目标是辅助来访者转变负面情绪,通过特定的干预方法如情感澄清、情感加深以及创造新的情感体验,促使来访者体验到新的适应性情感反应,以此带来情感的释放与个人成长。

5. 整合与巩固新的情感体验 在成功转化情绪后,咨询师辅助来访者将这些新的情感体验与自我认知和行为模式整合,以促使持续的个人发展和改善人际关系。

EFT 强调探索和处理情感问题的重要性,认为直接和深度的情感工作能够激活个体的自我治愈力,进而可以帮助恢复情感平衡,从而保护人们免受慢性孤立感和由此可能引发的一系列健康问题,提高生活质量。EFT 在处理情绪障碍,如失落和创伤等方面展现了显著的效果,成为心理健康领域广泛应用的治疗方法。

(许俊亭 朱鸿儒)

参考文献

[1] WARWAR S H, GREENBERG L S.Encyclopedia of mental health [M].3rd ed.Amsterdam: Elsevier, 2023: 743-750.

[2] GREENMAN P S, JOHNSON S M.Emotionally focused therapy: attachment, connection, and health[J].Curr Opin Psychol, 2022, 43: 146-150.

［3］罗伯特·奈米尔.重新凝视失落:哀伤治疗技术的衡鉴与介入［M］.翁士恒,译.台北:张老师文化事业股份有限公司,2019.

［4］王建平,刘新宪.哀伤理论与实务:丧子家庭心理疗愈［M］.北京:北京师范大学出版社,2019.

［5］贾晓明.从民间祭奠到精神分析——关于丧失后哀伤的过程［J］.中国心理卫生杂志,2005,19(8):569-571.

［6］CLEWELL T.Mourning beyond melancholia: Freud's psychoanalysis of loss［J］.J Am Psychoanal Assoc,2004,52(1):43-67.

［7］SVERRE V.Mourning & Depression［J］.JPCS,2003,8(2):234-240.

［8］陈维樑,钟莠筎.哀伤心理咨询理论与实务［M］.北京:中国轻工业出版社,2006.

［9］刘洋,李珊.浅析丧失与哀伤辅导［J］.社会心理科学,2009,24(6):115-117.

第七章　对儿童青少年的心理危机干预

第一节　儿童青少年的心理危机和危机源

一、儿童青少年的心理健康现况

在成年人的视角里，儿童青少年时期就如初升的朝阳，散发着蓬勃的生机、洋溢着无尽的活力，似乎这个阶段的生活总是无忧无虑。然而，事实却并非如我们所想。在浏览社会新闻时，关于儿童和青少年自残、自杀的报道屡见不鲜。

世界卫生组织在 2021 年发布的青少年心理健康报告中指出，在全球范围内，儿童与青少年的心理健康状况令人深感忧虑。在青少年群体中，焦虑、抑郁、饮食失调、自伤等变得越来越普遍。全球每 7 个 10~19 岁的青少年中，就有 1 人患有精神障碍，这一比例占该年龄段全球疾病负担的 13%。在这些精神障碍中，抑郁、焦虑以及行为障碍是最为常见的，而自杀更是跃居全球青少年死因的第四位。2019 年的一项调查显示，超过三分之一的高中生在当年持续感受到悲伤或绝望，这一比例相较于十年前的数据增加了 40%；六分之一的年轻人在那一年里曾有过自杀计划，比 2009 年的数据高出了 44%。心理问题呈现出上升趋势。根据 2021 年的综合评估，全球有四分之一的青年人出现临床抑郁症状，五分之一的青年人出现临床焦虑症状。这些数字随着时间的推移不断攀升，是 2020 年 3 月之前数字的 2 倍。在我国，青少年非自杀性自伤的终身患病率高达 24.7%，常见的方法包括抓伤、打伤和咬伤等。大量研究表明，非自杀性自伤是自杀未遂和自杀死亡的重要风险因素。有非自杀性自伤行为的人群在1年内发生自杀未遂的风险升高3~6倍。在全球范围内，约10%的青少年既有过自杀未遂的经历，也有过非自杀性自伤的行为；而在我国，这一比例约为2.8%。此外，这种关联还存在"剂量效应"，即当非自杀性自伤的频率超过一定临界值时，未来自杀未遂的可能性会随之增加。

二、儿童青少年心理危机的概念

儿童青少年心理危机是指在儿童和青春期成长阶段，由于生理、心理和社会各方面的因素，如家庭环境不良、学业压力、人际关系问题、性成熟过程中的冲突、自我意识的模糊性、突发事件和应急能力不足等，导致内心平衡被打破并产生痛苦体验。临床心理学认为，儿童青少年的心理危机是青少年期心理问题中的一组症状或前驱表现。这些心理问题包括情绪困扰、焦虑、抑郁、自卑等。当儿童青少年面临无法承受的心理压力时，可能会表现出一些不寻常的行为，如逃避社交、学习成绩下降、失眠、食欲改变等。若不及时干预和调节，可能造成更严重的后果，如自伤自杀、冲动行为或心理疾病。按照危机的性质和来源，儿童青少年心理危机分为发展性心理危机、境遇性心理危机和存在性心理危机。

1. 发展性心理危机 指在正常成长和发展过程中，由于急剧的变化或转变导致的异常反应。例如，新生入学的适应问题、毕业找工作的困难等。这些危机通常是儿童青少年在成长过程中所经历的阶段性危机，需要他们逐渐适应和应对，实现个体成长。

2. 境遇性心理危机 指遭遇超乎寻常的意外事件，如亲人离世、车祸、天灾等。这些事件通常是突然发生且不可预测的，会对儿童青少年的心理造成较大的冲击。

3. 存在性心理危机 指与重要的人生问题有关的焦虑或内心冲突，如关于人生目标、独立、承担责任等议题的思考。这些问题通常与儿童青少年的自我认知和价值观有关，需要他们面对并解决。

三、儿童青少年常见的危机源

心理危机是由应激事件引发的心理反应，它受到应激事件本身、个体对该事件的认知与应对方式，以及个体的人格特质等多种因素的影响。当环境发生变动时，个体需要努力适应这些变化。我们通常将那些能引起心理应激并可能导致身心健康问题的环境变化称为危机源。对于儿童和青少年来说，常见的危机源主要有以下几个方面。

1. 家庭相关问题 家庭内的虐待（包括身体、性和情感虐待以及忽视）、父母丧失（如分居、离婚和亡故）、父母的心理问题（如精神疾病、药物或酒精滥用等）、严重的家庭冲突都可能对儿童和青少年的心理健康造成不良影响。有研究表明，童年经历会直接影响大脑的发育。另外，家庭环境导致的童年创伤会对青少年的感觉功能产生直接影响。此外，流行病学调查研究显示，童年期和青春期的不良经历会导致个体终身自伤未遂和自杀意念风险的增高。

2. 学校相关问题 学业压力、学业成绩不佳、学习困难、同伴关系问题以及欺凌等都可能引发儿童和青少年的心理危机。近年来，众多研究揭示了欺凌与心理危机之间的强烈关联，包括言语欺凌、关系欺凌、财产相关的欺凌、身体欺凌和网络欺凌在内的所有欺凌行为都与中学生的自杀意念和自伤未遂密切相关。

3. 社会环境影响 社会压力、媒体宣传以及社交媒体的负面影响等也可能成为儿童青少年心理危机的诱因。随着智能化时代的来临，儿童青少年的社交方式逐渐转向网络。有研究发现，一些青少年可能更容易受到社交媒体的负面影响，尤其是在特定年龄段(如女孩在 11 岁至 13 岁之间，男孩在 14 岁至 15 岁之间)更加脆弱。

4. 创伤经历　遭受暴力、性侵犯、意外事故等创伤经历都可能导致儿童和青少年产生心理创伤和危机。研究显示，不良童年经历与创伤性脑损伤的发生之间存在关联，特定的不良童年经历(如遭受身体虐待、情感虐待、家庭成员监禁和家庭成员滥用药物)与创伤性脑损伤风险增加相关，可能伴随着持久的心理后遗症。

这些危机源可能单独发生或相互作用，共同导致儿童和青少年的心理危机。然而，危机之中也蕴藏着机遇。焦虑情绪作为危机常伴的不适感，可以激发个体改变的动力。如果儿童青少年能够把握这个机遇，便有可能为自我成长和自我实现播下希望的种子。有研究显示，童年时期的创伤经历虽然对个体产生负面影响，但也可能通过"接纳"等积极心理机制间接促进个体在后来的生活中实现创伤后成长。

第二节　儿童青少年心理危机的特征表现

如果儿童青少年时期的心理危机没有得到及时有效的干预，其后果的严重性不仅体现在危机本身带来的伤害，更在于它可能对个体的成长过程产生长期的负面影响。这些影响可能会延续至成年，引发多种心理问题，如人格障碍、焦虑症、抑郁症、分离症状、进食障碍，以及增加对自己和他人的暴力风险、自杀意念和行为、药物滥用、自残行为和不良人际关系等。关于心理危机创伤的具体表现，已在前面的章节中进行了详细讨论，本章将重点描述儿童青少年心理危机的特征性表现。当儿童青少年面临心理危机而缺乏有效干预时，他们不仅不会因经历创伤而变得更坚强，反而可能会选择缩小自己的生活范围，只接受那些让他们感到安全的环境和人。

一、导致心理危机的创伤的类型

导致儿童青少年心理危机的创伤，可以根据其发生的频次，被划分为Ⅰ型创伤和Ⅱ型创伤两类，见表7-1。

表7-1 导致心理危机的创伤类型

创伤类型	Ⅰ型创伤	Ⅱ型创伤
频次	明确的突发创伤经历	长期存在、反复发生的创伤体验
创伤性事件	突发意外事件、自然灾害等	童年时期的负性经历，如遭受长期的虐待、被忽视等
个体的反应	细节详尽，记忆深刻，具有诸如对事件沉思回顾、认知再评价、寻找理由、感知错误和时间记忆错误等	坚决否认、精神麻木、压抑、分离、自我麻醉、自我催眠、对攻击者认同以及将攻击转向自己等症状都非常突出。情绪问题突出（包括麻木感、暴怒感和不可抑制的悲伤）
个体对创伤事件的态度	我原本应该如何行动才能防止这种情况的发生呢？	我将如何采取行动来防止这种情况再次发生呢？

Ⅰ型创伤和Ⅱ型创伤之间的界限并不是绝对清晰的。有些情况下，Ⅰ型创伤可能会转化为Ⅱ型创伤，如Ⅰ型创伤导致个体出现严重的身体损伤，在经历多种痛苦的治疗过程后，Ⅰ型创伤逐渐转变为Ⅱ型创伤。

二、儿童青少年心理危机的特征性表现

根据引发心理危机的创伤类型的不同,儿童青少年在心理危机中的表现也会有所不同。我们将从躯体、感知觉、认知和行为等方面进行阐述。

(一)躯体反应

1. 惊跳反应　惊跳反应是一种常见的生理现象,也被称为惊跳反射或拥抱反射。当婴幼儿受到惊吓或刺激时,身体会立即做出反应,表现为双手突然张开,然后弯曲并迅速合拢,同时还会伴随着啼哭。这种反应在新生儿中尤为常见,通常会在出生后几周内自行消失。惊跳反应可能是由于新生儿神经系统尚未发育完全,对外界刺激比较敏感所致。在幼儿或儿童阶段,当遭遇创伤后,精神处于过度紧张的状态时,也会出现惊跳反应,此时应将其视为创伤带来的病理性反应。

2. 睡眠障碍　与成人不同,儿童青少年创伤相关的侵入性思维在日常清醒状态下不常出现,但这些思维却以噩梦的形式出现在睡眠中,产生深远影响。经历过创伤的孩子往往会反复做与创伤事件相关的噩梦,并可能因此预感到未来的不幸。例如,有的孩子因为目睹或经历了同伴的死亡,而开始担心自己也会早逝。青少年则可能因为创伤性事件的发生,如经历父母一方的死亡,而害怕相同的事件再次发生,甚至害怕结婚或生子等重大生活事件。这些心理创伤还可能导致他们出现怕黑、不愿意睡觉、夜间频繁惊醒或在梦中尖叫等睡眠障碍症状。

3. 身体不适　儿童青少年在经历创伤之后,可能会出现一系列的身体不适症状。这些症状包括但不限于恶心、呕吐、腹泻、头痛以及失眠等。此外,食欲减退、肌肉不自主发颤、

异常出汗以及情绪波动、易哭闹等表现也很常见。

（二）感知觉异常

经历过Ⅰ型创伤的儿童，有可能会出现知觉错误、视幻觉以及时间感扭曲等现象。例如，曾经被绑架的孩子可能会将事后发生的事件错误地回忆为绑架前的事情。这些孩子可能会陷入自责，认为自己本应该通过某种预兆来预防创伤事件的发生。在患有创伤后应激障碍（post-traumatic stress disorder，PTSD）的儿童中，这种自责感可能会深入他们的个性之中，使得他们在未来面对无法掌控的情境时，仍然倾向于将责任归咎于自己，从而产生强烈的罪恶感。他们试图通过这种方式来应对自己的脆弱和失控感。

（三）情绪反应

1. 精神麻木　Ⅱ型创伤往往与深度的自我否定和精神麻木紧密相连。这类受创的儿童青少年会极力回避谈及自己的经历，努力在外界维持正常的表象，坚决否认自己曾遭受过的痛苦。与Ⅰ型创伤的受害者不同，他们不仅否认特定的创伤事件，甚至可能整个儿童时期的记忆都变得模糊或完全遗忘。他们对待痛苦的方式是忽视，缺乏对他人的同情，无法分辨或承认自己的情感，同时避免与他人建立心理上的亲密关系。这种深层次的自我否定可能与他们成年后出现的自恋型、反社会型、边缘型和回避型人格障碍有着密切的关联。此外，Ⅱ型创伤还可能导致个体在成年后患上分离性身份障碍，其中最典型的症状就是对疼痛和性感觉麻木，以及情感上的极度疏离。在面对这类创伤时，受害者往往会采取消极的防御机制作为应对手段，更甚者，他们可能会与对自己施加伤害的人产生认同。

2. 愤怒　Ⅱ型创伤的儿童青少年在情感上一方面表现疏离和麻木，另一方面也可能会对创伤经历感到愤怒。这种愤怒如果指向自身,可能导致自残行为;如果指向他人,则可能出现攻击行为。频繁重演愤怒可能导致攻击模式成为习惯。Ⅰ型创伤的儿童青少年如果同时存在永久的身体残疾、毁容、长期痛苦或失去重要他人,将被迫采取Ⅱ型创伤的适应性技巧,但仍然清晰记忆创伤事件。身体受损或毁容并遭受精神创伤的儿童可能持久沉溺于哀悼过去的自己,并对自身残疾产生退行、否认、内疚、羞愧和愤怒的态度。

3. 哀伤反应 经历过亲人离世的儿童,他们可能会流露出哀伤的迹象,但有时这份悲痛却隐藏得很深。对于大多数孩子来说,悲伤被视为人生正常的一部分经历,并不一定会转化为病理状态。不过,值得注意的是,学龄前和学龄儿童在行为和心理反应上有着不同的特点。年长的儿童对死亡有了永久性的认识,能够表达他们对死亡的困惑,与年幼的孩子相比,他们可能会体验到更多的焦虑、抑郁以及身体不适。儿童对死亡的理解因年龄和认知能力的不同而有所差异。根据皮亚杰的认知发展理论,处于前运算阶段的儿童(大约2~7岁)可能会用充满奇幻色彩的方式来想象死亡,而未能真正领会死亡的终结性;进入具体运算阶段的儿童(大约7~11岁)则开始将死亡视为一个由特定原因引发的事件,开始理解死亡的原因;而达到形式运算阶段的儿童(11岁以后)则能够全面理解死亡的终结性和不可逆性。这一认知发展过程可参见图7-1。

(四)行为反应

1. 退行性行为 当年幼的儿童遭遇Ⅰ型创伤时,他们可能会展现出退行性行为。在面对困难或冲突时,这些孩子有可能会回退到更早的发展阶段,表现出婴儿时期的行为模式,如尿床、咬手指或吮吸手指等,以此来寻求安慰并实现自我保护。相比之下,年龄稍大的儿童可能会表现出社交方面的退行,如与同伴关系紧张、社交孤立或回避上学等。值得注

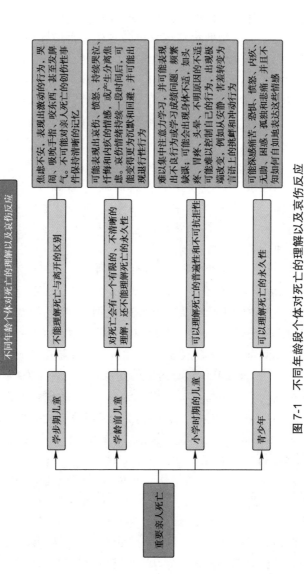

图 7-1 不同年龄段个体对死亡的理解以及哀伤反应

意的是，过度保护的父母可能会加剧儿童的这种社交退行现象。而Ⅱ型创伤的受害者则较少表现出上述的退行性行为。

2. 问题行为　在青少年阶段，经历危机后的问题行为尤为常见。这些行为主要表现为退缩与孤立、反社会倾向、对死亡的漠视、自杀意念、学业成绩下滑、酒精和药物的滥用、睡眠紊乱（如夜惊）、抑郁情绪、心理困惑、不遵守校规校纪、逃学、违法犯罪、结党营私、不当性行为以及各种身体不适症状。

3. 创伤相关的重演行为　儿童在经历创伤后，有时会采取重演行为作为一种心理防御机制。这种重演是指儿童在玩耍、表演或日常生活中，模仿或重新演绎他们曾经经历过的创伤事件。通过这种方式，他们试图理解、处理自己的情绪和经历。这可能涉及模仿受伤、受虐或其他受伤害的情景，或是扮演受害者、施暴者的角色。对于监护人来说，这种行为可能令人感到困惑和不安。然而，实际上，这是儿童在努力通过模拟和重现创伤事件来寻求安全感、获得对事件的理解。重演行为可能会持续一段时间，但随着儿童逐渐理解并处理他们的创伤经历，通常这种行为会逐渐减少。在这一过程中，监护人起着至关重要的作用。他们可以通过与儿童沟通、提供情感支持以及创造一个安全稳定的环境，帮助儿童度过这一阶段。

三、儿童青少年应激相关障碍

（一）创伤后应激障碍和复合性创伤后应激障碍

与成人相比，儿童青少年在经历创伤后所表现出的应激障碍症状存在显著差异。在年纪较小的儿童中，支持 PTSD 诊断的核心症状通常在行为层面上更为突出，如反复出现与创伤相关的重演行为、噩梦或夜惊、异常的冲动等。值得注意的是，当儿童在谈论或重现创伤经历时，他们并不一定会表现出痛苦的情感。患有 PTSD 的学龄前儿童可能较少展现出创伤特异性的症状，而更多表现为抑制性或脱抑制性的行为模式。例如，过度警觉可能表现为情绪易激惹、分离焦虑、技能退行等症状；同时，他们还可能表现出与年龄不相称的夸张、恐惧或过度哭泣。当儿童遇到与创伤事件有关的事情时，他们可能会采取回避或过度表达的策略，通过一系列新的宣泄行为、保护性或挽救性策略来观察，如减少探险活动、不愿尝试新活动或过度依赖照顾者来寻求安慰等。

　　复合性创伤后应激障碍（complex post-traumatic stress disorder，CPTSD）与 PTSD 共享许多核心症状，但 CPTSD 更为复杂，它涉及自我认同的混乱、负面信念和情感，以及人际关系问题等多方面心理症状。关于 CPTSD 的具体表现，可参见图 7-2。

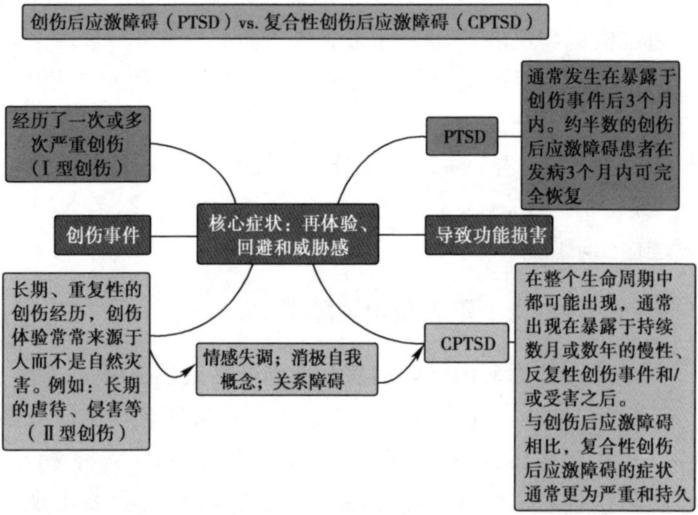

图 7-2　《国际疾病分类第十一次修订本》（ICD-11）中创伤后应激障碍和复合性创伤后应激障碍的比较

（二）延长哀伤障碍

当儿童青少年失去对他们至关重要的依恋对象，如父母或主要照顾者时，他们可能会经历特别强烈且持久的哀伤反应。这种反应往往比成人更为深刻，症状更多，持续时间也更长，因为逝者在他们的生活中占据了无可替代的位置。尽管儿童可能无法用言语明确表达对逝者的思念，但他们可能会通过其他行为来传达这种情感。例如，在游戏或日常活动中涉及与分离或死亡相关的主题时，盼望逝者能够重返，或频繁回到与逝者最后见面的地方。有些孩子甚至会产生对其他人也会离世的担忧，出现迷信的想法，特别关心当前照顾者的安全，并因此产生以照顾者为焦点的分离焦虑。对于年纪较小的儿童来说，他们的哀伤反应可能呈现出间歇性的强烈悲伤或痛苦，与看似正常的情绪交替出现。在儿童青少年群体中，与丧失相关的情绪可能表现为易怒、抗议、发脾气、对立行为或各种行为问题。这些症状受到多种情境因素的影响，包括社会环境的变化、父母或照顾者应对丧失的能力，以及家庭成员间的沟通质量等。然而，当这些哀伤反应持续超过 6 个月时，就应当考虑是否符合延长哀伤障碍的诊断标准。

（三）适应障碍

相比成人，儿童适应障碍更容易表现出一些特定的行为反应。这些反应可能包括躯体化症状（如胃痛、头痛等）、破坏性或对立性行为、多动、暴怒、注意力不集中、易激惹以及过分黏人等表现。如果某些反应，如退行、尿床、睡眠紊乱等症状持续存在 1 个月左右，那么可能是适应障碍的表现。对于青少年而言，适应障碍的行为表现可能涉及物质滥用和多种形式的冒险行为。由于儿童青少年在表达应激性事件与其症状及行为之间的关系时可能存在困难，因此在诊断适应障碍时,需要明确应激源和症状出现之间的时间关系,以及这些症状如何影响他们的日常生活和功能,这是非常重要的诊断依据。

(四)反应性依恋障碍

反应性依恋障碍(reactive attachment disorder,RAD)往往源于儿童早期经历的多种不利因素,如严重忽视、虐待,或在 6 个月至 3 岁这一关键发展期内突然与主要照料者分离,照料者频繁更换,或是对儿童的沟通尝试缺乏及时和恰当的回应。RAD 的主要症状表现为儿童对成年照顾者的依恋行为显著异常,这种异常以持续且广泛的情感退缩为特征。具体来说包括两种情况:一是儿童在痛苦或不安时几乎不会主动寻求安慰;二是即使他人提供安慰,儿童也只会做出很少的反应或几乎没有反应。这些症状通常在儿童 5 岁之前就已经表现得相当明显,对其日后的社交和情感发展造成严重影响。RAD 严重阻碍儿童的社交能力和整体发展。

(五)脱抑制性社会参与障碍

脱抑制性社会参与障碍与反应性依恋障碍有着相似的形成背景,通常源于个体在 2 岁之前经历了严重的被忽视、被虐待以及主要照顾者的频繁更换等。该障碍的主要症状如下。

1. 与陌生成年人交往时,言语或肢体行为容易越过正常的社交界限,如不恰当地向陌生成年人寻求安慰,或提出与年龄不相称的问题。

2. 在陌生环境中,个体可能会冒险离开且很少或不会确认成年照顾者是否在身边。

3. 个体容易轻信陌生成年人,甚至可能随其离开。

与反应性依恋障碍不同,脱抑制性社会参与障碍的症状往往更为持久,即使在给予足够照顾的情况下也可能长期存在。在儿童期,这种障碍表现为越界的肢体接触(如向不熟悉的成年人寻求安慰)和不适当的言语交流(如向不熟悉的成年人提出不当问题)。进入青春期后,患有脱抑制性社会参与障碍的个体可能展现出表面化的同伴关系(如将熟人误认为是亲密朋友)以及其他社交功能上的缺陷(如与同伴的冲突增多)。值得注意的是,脱抑制性社会参与障碍相对较为罕见,并非所有经历过类似困境的儿童或青少年都会发展出这种障碍。此外,患有该障碍的个体可能与照顾者形成了选择性依恋,也可能没有形成。

第三节 不同类型危机的干预要点

由于儿童青少年大部分时间都在家庭和学校中度过,因此,家庭和学校的支持系统在他们的心理危机干预中起着非常重要的作用。当需要为儿童青少年提供心理干预时,干预者可以是专业的危机干预工作者、家长或学校老师等。以下是一些基本干预策略,适用于所有儿童青少年的干预场景。

对于年幼的儿童,干预者应该坐下来或蹲着,与孩子的视线保持水平,以帮助他们更好地表达自己的感受、顾虑和困惑。尽量使用简单的标签来描述孩子的情感反应,如"激动""伤心""害怕""担忧"等。干预者需要仔细倾听,并及时向孩子确认,确保正确地理解他们的感受。此外,干预者还应注意儿童在行为和语言运用方面与成人之间的差异,让自己的语言更加贴近儿童的发展水平,使用简单直接的语言,因为越是年幼的儿童通常越难以理解抽象概念。

对于青少年,干预者则应以"成年人与成年人"的方式进行交流,以传达对他们的感受、顾虑和困惑的尊重。同时,干预者还应将这些有效的沟通技巧传授给孩子的家长或照料者,帮助他们为孩子提供适当的情感支持。

一、性侵害

童年时期遭遇性侵害会对个体造成深远且持久的身心创伤，这种伤害甚至在受害者成年后可能都无法完全愈合。由性侵害引发的儿童和青少年 PTSD 的特征可参见图 7-3。儿童青少年性侵害是指未成年者(不论性别，未成年指未满 18 岁)在无法理解、未经同意或被强迫的情况下参与的违法性活动。施害者可能是成年人，也可能是其他年龄较大的儿童或青少年。性侵害的形式多样，包括身体接触和非身体接触两大类。身体接触性侵害具体表现为触摸、抚弄、暴露隐私部位等行为；而非身体接触性侵害则包括暴露性器官、强迫手淫、观看色情图片或影视资料等。此外，诱导或强迫儿童青少年从事非法性活动、利用他们进行卖淫或其他非法性交易，以及利用他们进行色情表演和制作色情资料等行为，也都被视为对儿童青少年的性侵害。

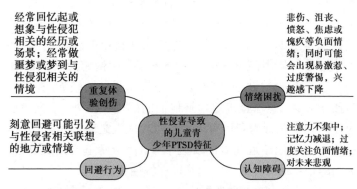

图 7-3　性侵害导致的儿童青少年 PTSD 特征

遭受性侵害的儿童青少年在情绪和行为调节方面可能会遇到严重困难，同时他们还可能展现出分离转换症状，如解离或解离性失忆症等。鉴于儿童青少年性侵害案件的错综复杂，干预措施必须多角度、全方位，以应对各种可能出现的问题。在遵循心理危机干预的一般策略时，需关注以下要点。

1. 紧急干预 首要任务是确保受害者的安全，为他们提供及时的心理支持和安抚。

2. 综合评估 在评估过程中，除了关注心理伤害，也应关注躯体伤害。要特别注意性侵害导致的外伤，包括淤血、烫伤、撕裂伤、骨折、头颅伤、内伤等，以及性侵害导致的性相关问题，如幼儿感染性病、在生殖器官周围有明显生理伤害（红、肿、组织的撕裂）、攻击行为、妊娠、早熟地吸引他人注意的行为等。

3. 建立关系 与受害者建立信任关系，让他们感到被理解和支持，鼓励他们表达内心的情绪和困扰。

4. 信息提供 协助受害者及其家庭获取必要的信息、服务以及社会援助。为受害者和家长提供关于性侵害后遗症、心理反应以及有效应对策略的知识和指导，解答他们的疑虑并减轻其焦虑抑郁情绪。

5. 个性化干预 在儿童青少年性侵害心理危机干预中，干预人员需要根据具体情况制订个性化的干预方案，最大程度地帮助受害者恢复心理健康。

游戏治疗作为一种常用技术，在儿童青少年性侵害心理危机干预中发挥着重要作用。在游戏治疗的过程中，受害儿童可能会表现出以下行为特征：发育不成熟、对立和侵略、孤僻和被动、自我贬低和自我毁灭、高度戒备、性问题以及人格分离等。治疗师需要密切关注这些行为特征，并针对性地制订干预策略，以帮助受害儿童青少年逐步走出心理阴影，重建自我认同和安全感。

认知行为治疗也是儿童青少年性侵害常用的干预措施。

通过特定的认知行为治疗，可以帮助减轻儿童青少年因性侵害而导致的 PTSD 症状，降低他们的焦虑和抑郁水平。这种疗法的焦点在于：①心理教育。消除儿童青少年可能的误解，帮助他们认识到他们并不是孤立无援的；②教育儿童青少年及其父母如何调节情绪，帮助他们发展新的认知应对技能；③放松训练和创伤分级暴露疗法，让儿童青少年了解到他的恐惧或者对恐惧场景、人和物的抗拒并非想象中的那样可怕。

6. 建立支持系统　帮助受害者建立一个良好的支持系统，包括修复家庭关系、学校关系等。努力寻找系统中的优点，在困难的情景中寻找积极的方面。与家庭建立治疗联盟，共同解决实际问题，并就治疗方案和治疗参与者达成共识。

二、居丧反应

儿童对死亡的理解并不是简单地遵循前文所述的发育时间顺序逐步加深，而是受到他们各自独特生活经历的深刻影响。例如，一个在战乱环境中成长的孩子与一个在和平稳定环境中长大的孩子，他们对于死亡的看法和认知会存在显著的差异。因此，在对儿童青少年进行心理干预时，干预者必须充分考虑到每个孩子独特的成长背景，并深入理解他们的情感、行为以及认知反应。

对儿童青少年的居丧反应，应遵循心理危机干预的一般策略。但需关注以下要点。

1. 积极回应　在亲人去世后，孩子可能会反复询问与死亡相关的问题，这是他们在努力确认从不同成年人那里获得的信息是一致的、稳定的。干预者应以简单、真诚和保证性的话语回应，从相对安全和关心孩子的角度提供支持。

2. **诚实表达**　有些亲属在面临这种情况时，出于保护孩子的目的，会选择使用委婉的说法来解释死亡（如"爸爸离开了"），但这样做并不利于孩子理解并接受亲人的离世，应当使用更直接的语言，让孩子能够真正理解并接受亲人已经去世的事实，避免使用不适当的解释或扭曲真相。当孩子被真诚地告知亲人去世的消息，并被允许参与哀悼仪式时，他们往往能更好地应对丧失带来的情感冲击。

3. **尊重和接纳**　干预者应帮助孩子意识到哀伤和悲痛是正常情绪反应，不要抑制他们的情感表达。可以鼓励他们使用言语、绘画或游戏等表达其内心的悲痛、伤心甚至悔恨等情绪。尊重孩子表达的观点，避免进行评判（例如，"你不应该那么想"）。虽然在亲人离世后，孩子的有些行为看起来可能有点难以理解，甚至不合理，但应允许他们按照自己的心智发育水平来处理哀伤。如果孩子不愿意参加哀悼活动，不应强迫他们，应该尊重他们的选择。当他们主动要求参与时，要允许并给予支持。

4. **讨论和澄清**　当孩子对死亡产生疑惑时，干预者应主动与他们讨论，让他们明白死亡是自然界的必然过程，所有生物最终都会经历。有时孩子可能会因为亲人离世而自责，认为这是他们的过错。干预者需要引导他们理解，亲人离世并不是他们的责任。同时，干预者可以与孩子一起回忆与过世的亲人共度的美好时光，提醒他们这些珍贵记忆将永远伴随着他们。

5. **适当支持**　干预者应根据孩子的年龄和需求提供不同的支持。对于年长一点的孩子，可以让他们参加悼念活动，如祷告、祭拜或参加亲人的丧礼；对于年幼的孩子，需要给予更多的安慰和陪伴。

6. **悲伤处理**　亲人离世后，孩子需要足够的时间来处理自己的情感和情绪。照顾者应避免过早地将孩子送走或强迫他们进入新的环境，这样可能会给他们带来长期的心理阴影。悲痛是一个长期的过程，无法被限定在特定的时间内。干预者应鼓励孩子表达自己的情感，并接受自己的感受。

三、家庭暴力

家庭暴力对儿童青少年的生活产生深远影响，不仅直接作用于他们当前的生活，还可能决定他们的未来。儿童青少年若目睹家庭暴力，可能会出现行为异常和情感障碍，有的甚至会认为暴力是解决问题的有效手段。如果没有进行及时有效的干预，这些受害儿童青少年在成年后往往人际关系紧张，更容易倾向于使用暴力来应对问题。他们通常情绪低落，缺乏自尊和自信，甚至可能从事犯罪活动。

干预要点如下。

对在家庭暴力下成长的儿童青少年进行心理危机干预是一项极为敏感且专业性极强的工作。在这个过程中，与儿童青少年的照料者紧密合作，共同完成治疗显得尤为关键。当家庭暴力的施暴者是儿童青少年的父母之一时，干预者必须与受虐儿童青少年的非施暴方父母进行深入面谈，以确保儿童青少年的安全为首要任务；同时详细了解儿童青少年的成长经历、创伤暴露史以及当前的症状表现等。此外，还需评估儿童青少年在面对分离问题时的应对能力，并根据其症状提供相应的心理教育知识和支持。在实施干预的过程中，以下要点应得到特别关注。

1. 确保安全　首先要确保儿童青少年的安全，确定他们有安全的居住地和的照料者。对于年龄稍大的儿童青少年，干预者可以指导他们如何确保自身安全，危险情况下的应对措施、如何逃离施暴者以及寻求安全庇护的地点等。一旦发现有儿童青少年有被施暴的迹象,危机干预者应协助儿童青少年向当地派出所、社会服务组织或其他相关机构等求助。

2. 倾听和理解 干预者需要耐心倾听儿童的感受,给予他们充分表达的空间,避免打断或质疑他们的真实体验。理解他们的恐惧、愤怒、羞耻和无助等情绪。通过纠正他们对事件的错误归因,帮助他们消除不必要的内疚感,从而引导他们处理消极情绪。

3. 心理教育 干预者应为受虐的家长和孩子同时提供心理教育,以帮助他们认识到家庭暴力对身心健康的深远影响,并为他们提供关于家庭暴力、心理健康和人际关系的培训。帮助受虐的家长重建自尊和自信,并与他们建立合作联盟,共同参与对孩子的干预过程。

4. 专业治疗 干预者需协助儿童青少年调节他们不稳定的情绪,并减轻其症状,这些症状包括因生活变化而产生的困扰、睡眠问题以及其他由创伤导致的表现。推荐使用的技术包括:放松训练、认知行为治疗、眼动脱敏与再加工技术、艺术治疗和游戏治疗等。

5. 建立支持网络 干预者应积极协助儿童青少年获取他们所需的信息、服务以及社会支持。重要的是,要帮助他们构建一个稳固的支持网络,这个网络可以涵盖亲朋好友、学校教职工、医疗机构、派出所警员以及相关社会组织等多方面的资源。

四、校园欺凌

校园欺凌是指在学校内外,学生之间发生的一方(个体或群体)对另一方(个体或群体)单次或多次蓄意或恶意的肢体、语言及网络等手段的攻击行为,这种行为会造成受害者的身体伤害、财产损失或精神损害。关于校园欺凌的特征,请参见图 7-4。联合国教育、科学及文化组织（United Nations Educational, Scientific and Cultural Organization, UNESCO）长期致力于研究和调查校园暴力与欺凌问题。在第 16 届世界教育论坛上，该组织发布了一份全球性调查报告《数字背后：终结校园暴力与欺凌》。这份报告基于大量定量和定性数据，深入分析了全球范围内的校园暴力与欺凌现状，并总结了有效干预和应对的九大要素。报告中将校园暴力分为肢体暴力、心理暴力和性暴力三种类型，并指出施暴者主要是学生同辈，少数情况下涉及教师和其他教育工作者。校园欺凌对学校内的儿童造成了严重的身心伤害，所有儿童都有可能成为潜在的受害者。更令人担忧的是，部分受害者可能会产生报复心理，从而既是受害者又是施暴者。

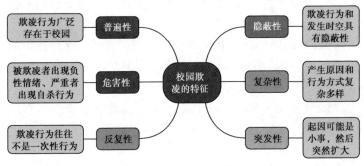

图 7-4　校园欺凌的特征

UNESCO 在全面收集和整理相关数据的基础上，进一步深入剖析，归纳出了影响学生遭受校园暴力与欺凌的九大关键因素。同时，该组织还明确指出，有效干预和应对校园暴力与欺凌问题的九大要素，详见图 7-5。

校园欺凌的心理危机干预强调以学校为主体部门，多方共同参与的干预策略。以下是干预要点。

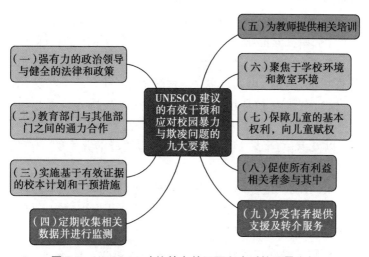

图 7-5　UNESCO 建议的有效干预和应对校园暴力与
欺凌问题的九大因素

1. 完善校园机制建设　学校应当确立清晰的校园欺凌防治政策，并建立相应的举报程序。同时，应构建校园欺凌的应急处理机制，确保一旦校园欺凌事件发生，学校能够及时响应和处理，防止事态进一步恶化。

2. 心理健康教育和培训　学校应通过开设相关课程，向学生传授自尊、自信、共情能力等基本心理知识与技能，引导他们树立正确的自我和他人观念。同时，学校应邀请专业的心理咨询师或辅导员，为学生提供心理支持和指导，帮助他们深刻认识校园欺凌的危害，并教授有效的应对策略。此外，学校还应积极开展师生教育活动，提高师生对校园欺凌的认识，教育学生如何正确应对和举报欺凌行为。在教师培训方面，学校应注重消除教师对欺凌问题的错误认知，使他们充分认识到欺凌问题的普遍性、严重性和危害性，并掌握预防和识别校园欺凌的基本技能及应对措施。

3. 关注高危个体 UNESCO 的报告明确指出，那些与众不同、标新立异的学生往往更容易成为校园欺凌的目标。导致这种情况的因素众多，包括年龄差异、不符合性别规范、外表特征、种族、国籍或肤色、宗教信仰、社会经济状况、移民身份，以及学校环境、同伴关系和家庭支持等。因此，应对那些因年龄小、缺乏同伴和家庭支持、身体弱小或存在残障，以及家庭经济贫困而易遭受校园欺凌的儿童给予高度关注。

4. 鼓励学生参与 为有效应对校园暴力和欺凌问题，应强化学生的自治能力，培养他们的责任感和担当精神。同侪方法和教室会议是当前较为推崇的方案。

同侪方法是一种基于同伴互动和合作的教育方法，旨在解决校园欺凌和网络欺凌问题。在这种方法中，学生被鼓励与同伴一起工作，共同寻找解决欺凌问题的方法。这种方法强调学生之间的合作和互动，通过同伴之间的支持和帮助来解决问题。这种方法可以帮助学生建立自信心和自尊心，增强他们的社交技能，并提高他们的自我意识和自我管理能力。更为重要的是，同侪方法有助于培养学生的共情能力和尊重他人的态度，从而有效减少欺凌事件的发生。

教室会议则是一种能够迅速介入并解决学校及同伴间问题的有效方式，它能激发旁观者的积极性，制止欺凌和恐吓行为。在教室会议中，全班学生，包括欺凌者和被欺凌者，都会参与其中。在学校咨询师的指导下，每个学生都会按要求写下四个与欺凌相关的故事，包括：①请描述一次他人用言语或行为伤害你的经历；②请描述一次你曾说或做某事去伤害他人的经历；③请描述一次你看到或听到校园欺凌，却没做任何事的经历；④请描述一次你看到或听到校园欺凌，且得到帮助或试图阻止欺凌行为的经历。

在学生写完并分享他们的故事后，开始讨论这些故事。他们对这些经历有什么想法？在这些情境下，他们会怎么做？如果他们采取不同的做法，故事的结局可能会有怎样的变化？

5. **明确法律责任**　新修订的《中华人民共和国未成年人保护法》新增了政府保护和网络保护内容。对于无须承担刑事责任的欺凌者，学校应予以批评教育、纪律处分，并定期实施心理干预和普法教育；对于需要承担法律责任的欺凌者，则由相关部门管理并执行相应的处罚、心理干预和法治教育。

6. **心理干预**　无论是欺凌者还是被欺凌者，学校都应积极为他们提供心理咨询和支持服务。对于欺凌者，心理干预的目标是帮助他们认识到自身行为的问题，并学会正确的行为方式。而对于受欺凌者，心理干预则着重于帮助他们处理负面情绪、减轻压力、解决心理问题，对于情况严重者，学校应及时转介至专业机构进行治疗。

7. **倡导多方协作**　学校和家长需密切合作，共同关注学生心理健康和行为，及时发现并处理校园欺凌问题。同时，公安局、检察院、司法局、法院、妇联、团委等多部门可发挥各自的独特功能和专业优势等，联合各类社会力量，共同开展全方位的校园欺凌治理工作。学校可积极尝试与非政府组织合作治理校园欺凌，如引入社工组织参与治理、向社会购买教育服务共同防治校园欺凌等。在预算允许的前提下，借用市场力量弥补学校现有治理方面的欠缺，提高治理质量和效益。

8. **加强社会宣传**　政府部门可以通过举办主题活动、发布宣传资料等方式，提高社会对校园欺凌问题的关注，激发社会各界的积极性和责任感，共同为打造一个安全、和谐的校园环境而努力。

第四节　儿童青少年的自杀干预

自杀已成为全球青少年的第四大死因。过去，人们普遍认为青春期前儿童不具备理解死亡本质的认知能力，因此无法产生自杀的想法或行为，然而事实并非如此。一项 2022 年发表的荟萃分析结果显示，在社区样本中，青春期前儿童自杀意念、自杀未遂和非自杀性自伤的终身发生率分别高达 15.1%、2.6% 和 6.2%。另一项专门针对儿童的研究则发现，18 岁以下儿童青少年自杀意念、自杀计划和自杀未遂的发生率分别为 15.4%、6.4% 和 3.5%。非自杀性自伤是自杀未遂和自杀死亡的重要危险因素，其频率超过一定临界值后可能会增加未来自杀未遂的风险。而我国青少年人群中非自杀性自伤的终身发生率已经高达 24.7%。心理健康问题在青少年自杀者中几乎普遍存在，包括情感障碍、行为障碍、注意缺陷障碍、反社会人格、物质滥用和抑郁症等。经历丧失、遭受屈辱、欺凌、人际冲突、重大变故、沉迷于酒精或毒品、性或躯体侵犯、抑郁、有躯体疾病、转学、危险行为或暴躁愤怒以及行为冲动等状态的青少年，都可能成为潜在的自杀个体。缺乏家庭或同辈的支持是促发自杀意念的因素之一，而遗传因素也可能起到推动作用。有自杀未遂史的个体自杀风险更大，特别是如果个体亲友中有发生过自杀行为的，其自杀风险会进一步增加。然而，最强的单一预测因素是个体既往有过自杀行为。

一、以学校为基础的自杀预防

鉴于儿童青少年大部分时间在学校中度过，学校自然成为他们获取心理健康知识及接受相关干预的关键场所。相比之下，家庭在面对儿童青少年自杀危机时，常常因缺乏专业资源和经验而手足无措。因此,依托学校开展自杀预防工作显得尤为重要。

（一）建立机制

学校应建立完善的心理健康教育和心理辅导机制,帮助学生理解心理健康的重要性,掌握应对压力和挫折的方法,增强心理韧性。同时,建立自杀危机干预机制,包括危机预警、危机干预和危机善后处理等环节,以确保及时、有效地干预和处理自杀事件。定期对学生的心理健康状况进行评估和筛查,重点关注筛查出的高危个体。

（二）提供支持和资源

学校应为学生提供必要的支持和资源,包括心理咨询师或心理咨询老师的专业指导,以帮助他们应对心理健康问题。如果本地区有心理援助热线,学校应积极宣传并向学生和家长提供号码,确保学生和家长在需要时能够获取帮助。此外,学校还应与专业的精神卫生机构建立对接,以便在超出学校处理能力时及时转介学生。

（三）家校合作

学校应加强与家长的沟通和合作,提供必要的家庭教育指导和支持,如有关心理健康的家长会、宣传资料等,及时将学生的心理健康状况反馈给家长。对于高危个体,学校应与家长建立有效的沟通渠道,共享孩子的心理健康信息,共同制订干预计划,并协助家长寻求专业帮助。

（四）专项培训

学校可为教职工提供关于心理健康和自杀预防的专项培训,包括如何识别儿童青少年的自杀迹象、评估风险、及时干预等技能。

（五）后续处理和追踪

一旦发生学生自杀事件,学校应立即启动善后处理工作。

包括与自杀学生的监护人进行积极沟通,协商处理相关事宜等,确保学生的家人得到必要的安慰和支持。学校还应为受此次事件影响的学生和教职员工提供及时的心理健康支持,助他们渡过难关,并持续追踪关注受影响学生和教职工的情况,预防自杀的丛集(suicide clustering)发生。

　　所谓自杀的丛集是指自杀事件在时间和空间上高度集中,形成一种特殊的群体现象。这种现象通常出现在同一地区、同一群体或家庭中,自杀者之间可能存在某种心理或社会联系。

(六)构建自杀预防和干预网络

　　学校应积极与相关部门和专业机构建立紧密联系,共同构建自杀预防和干预网络。通过与当地精神卫生中心、心理援助热线以及专业心理咨询机构等建立合作关系,联合开展学生自杀预防和干预工作。

二、儿童青少年自杀干预的实施要点

(一)自杀风险的评估

　　在第四章中,我们已经详细探讨了自杀风险的评估方法,其中所列出的自杀高风险因素在大多数儿童青少年中同样适用。不过,对于年纪较小的孩子,由于他们的认知发展尚未成熟,某些自杀风险的迹象可能会被忽视。成人往往难以理解儿童自杀背后的思维过程,这些在成人看来并不足以构成自杀理由的想法,却可能驱使儿童走上绝路。例如,孩子可能因为想和已去世的朋友或亲人团聚,感到自己是父母离婚的罪魁祸首,想要逃避看似比死亡更可怕的惩罚或尴尬,希望通过自己的死来惩罚他人,或者认为自己能为某项事业献身,甚至只是为了逃离充满责骂的家庭环境或校园欺凌。而家长和教师往往难以将这些思维与自杀意念联系起来。

（二）干预要点

适用于成人自杀干预的策略在一定程度上也适用于儿童青少年，但在觉察和处理儿童青少年个体的自杀意念时，需要特别注意以下要点。

1. 当你感觉某个孩子可能有自杀倾向时，请相信自己的直觉。

2. 告诉对方你非常担心他，然后以一种不带评判的态度去倾听对方。

3. 直接询问这个孩子有关自杀的问题，如"你是否在考虑自杀？"如果对方给予肯定回答，请进一步询问其是否有具体的自杀计划。

4. 当这个孩子透露了相关信息时，请保持镇定，不要流露出震惊的情绪。避免就自杀的对错进行争论，更不要承诺为其自杀意图保密。相反，要保持冷静、提供支持，并鼓励其继续谈论这个问题。

5. 如果你认为这个孩子的自杀的风险是随时可能会发生的，不要让他独处，并尽快将相关消息传递给他的监护人，让监护人积极参与帮助他的过程。

6. 如果你在协助这个孩子的过程中感到力不从心，请不要犹豫或保持沉默，及时向更有经验的精神科医师、心理治疗师或其他专业人士寻求帮助。

7. 帮助孩子感受到他的自杀念头并没有被忽视，会有人帮助他们度过困境；也要帮助他们意识到自杀想法是波动的，这个想法的程度可能一会就减轻了，或者消失了。生存是一个需要耐心和时间的过程，要一步一步地走过来，他随时都可以再获得帮助。当其再次产生强烈的自杀念头时，应该直接寻求帮助。

8. 在危机期间，干预者应采取积极、权威的态度，为个体提供切实的指导和管理。即使危机看似已经过去，我们仍需密切监测其状态，因为自杀意念是波动的，个体看起来已经恢复了，但他们可能又突然选择了自杀。对此，干预者必须保持高度警惕。

9. 干预者应该承认自杀是个体在面对困境时的一种选择，但同时也要明确指出，自杀并不是一个好的选择。

10. 如果个体表现出高度不安，或者已经停止进食、身体衰竭、脱水，或者出现其他身体状况恶化的情况，那么应建议其接受住院治疗。

11. 为了确保个体能够得到必要的治疗，尽量降低再次自杀的风险，在未经精神专科治疗机构的充分评估和指导的情况下，应慎重考虑个体是否可以重返学校。

（三）常用的干预工具

1. 书面安全计划（Written Safety Plan）　书面安全计划通常是学校、社区或心理健康机构为预防青少年自杀而制定的一份详细计划。该计划旨在识别和评估有自杀风险的青少年，提供及时、有效的干预措施，并确保这些措施得到妥善执行和监测。书面安全计划通常包括以下几个方面。

（1）识别预警信号：首要任务是教育儿童青少年及其监护人识别可能表明自杀危机正在酝酿的预警信号，如情绪低落、言语中的绝望感、突然的性格变化等。

（2）自我应对策略：引导儿童青少年掌握一些自我应对策略，以安全地控制自杀冲动。这些策略包括：①分散注意力的活动，如阅读、绘画、听音乐等；②自我安慰技巧，如深呼吸、冥想、正念练习等；③放松技巧，如渐进性肌肉松弛法、瑜伽等；④身体活动，如跑步、游泳、健身等，有助于释放压力、缓解情绪。

（3）社交支持网络：鼓励儿童青少年列出一些可以分散

注意力的人和社交环境,如亲朋好友、兴趣小组、社区活动等。这些人和环境可以在关键时刻提供支持和帮助。

(4)紧急求助名单:要求儿童青少年整理一份在紧急情况下可以求助的人员名单,包括家人、朋友、老师、心理咨询师等,并记下他们的电话号码,确保在需要时能够及时联系到他们。名单放在其随时可得的地方,在自杀想法强烈的时候,可以及时获得名单,提醒自己寻求帮助。

(5)专业资源获取:提供一份心理健康服务提供者和24小时紧急联系电话的清单,如心理援助热线、专业治疗机构等。这些信息可以帮助儿童青少年在自杀危机出现时及时获取专业帮助。

(6)环境安全措施:指导儿童青少年及其监护人采取一些措施来保持环境安全,如限制对致命手段(如药品、刀具等)的接触。

(7)生活意义提醒:鼓励儿童青少年列出一些能够提醒他们生活意义的事物或活动,如家人团聚、照顾宠物、个人喜好、个人成就、未来梦想等。这些提醒可以帮助他们在困难时保持希望和动力。

2. 希望盒子(Hope Box) 希望盒子是一种富有创意的自杀预防工具。它鼓励个体将一些能够激发希望和积极心态的物品或写有正面信息的纸条放入盒子中。当个体感到沮丧或绝望时,这些物品和纸条便能提供支持和慰藉,助其重寻生活的意义和动力。希望盒子的基本理念是,处于困境中的人们往往难以回想起那些可以用来积极应对困境的技能和资源。因此,希望盒子作为一个实物容器,通常是一个鞋盒大小,让儿童青少年能够集中存放他们在自杀危机中可以用来进行自我安抚的物品。这样,在危机时刻,儿童青少年只需记得取出盒子,而无须费力回忆应对技巧或四处寻找所需物品。

　　盒子内可以包含多种多样的物品，包括那些能够提示使用各种应对技巧以及提醒生活美好之处的物品。例如，儿童青少年可以放入一瓶香氛乳液、一块巧克力以及最喜爱的照片，这些都能在需要时提醒他们进行自我安慰。同时，他们也可以放入画笔、水彩、纸张、球类以及字谜游戏等，以提醒自己通过这些活动来分散注意力。

　　为了引导儿童青少年思考生活的意义，可以在盒子中加入代表家人、朋友、宠物或未来憧憬的物品，如他们梦想去的目的地的照片或心仪大学的资料。此外，儿童青少年也可放入一些对他们具有特别意义的鼓励卡片或信件。然而，干预者在指导儿童青少年制作希望盒子时，应当建议他们避免放入可能引发强烈情绪的物品，如朋友或恋人的照片，因为这类关系的变动往往容易引发危机。同样，如果儿童青少年过于执着于某所学校，未被录取可能导致情绪崩溃，那么相关物品也不宜放入。

三、"冲动性自杀"的干预技巧

（一）冲动性自杀

　　冲动性自杀是指在遭遇突发负面事件后，情绪崩溃并失控，最后通过采取自我伤害的行为来发泄和解脱，其中青少年所占的比例更高。通常冲动性自杀的特点是自杀的想法短暂而强烈，常常突如其来，缺乏明确的计划。它往往由极端的心理冲击或应激事件所触发。当儿童和青少年遭受不公或委屈时，他们可能会错误地认为自杀是一种惩罚他人或引起关注（无论是真实存在还是臆想中的）的绝佳手段。他们天真地以为，自己的死亡会让其他人感到内疚和悔恨。然而，事实上，他们对死亡的终结性和不可逆性往往缺乏深刻的认识。

为了有效干预冲动性自杀，专业人员可以采用反向情绪想象技术。这种技术通过引导个体想象自杀行为带来的真实后果，冲击和对抗他们对自杀后果的不理性认知。

（二）反向使用情绪想象

反向使用情绪想象起源于情绪想象技术。它的操作要点是：让个体充分想象自身死亡和腐烂的生动景象，以及在个体死亡后，家人如何生活、成长和变化，以展示自杀给个体带来的"回报"是短暂的，而其带来的远期后果对个体却是痛苦的。此干预方法旨在帮助来访者重塑对自杀真正后果的想法，并找到解决当前困境的更积极选择。

在使用反向情绪想象技术时，需要注意以下几点。

1. 充分评估个体的自杀意念和企图，确保这些意念和企图是在冲动下所产生的，旨在报复他人或引起注意。

2. 反向情绪想象技术不适用于临床抑郁症患者。对于这些个体，他们可能将死亡的不可逆性和终止性视为理想的选择，因此，使用反向情绪想象可能会加剧他们的自杀意念。

3. 未成年人的心理发展尚未成熟，干预技术的使用需要更加谨慎和细致。在未成年人中使用该技术时，需要向监护人进行非常仔细的知情告知，确保他们能充分了解该技术是如何进行的以及为什么要使用它。

四、自杀的善后处理

在儿童青少年群体中，自杀行为可能酿成两种截然不同的后果：生命的逝去和自杀未遂。针对这两种情况，心理危机干预工作者都必须展现出高度的敏感性和专业性，妥善地进行后续处理。

（一）自杀未遂

对于自杀未遂的个体来说，尽管他们身体上的创伤得到了及时的救治，甚至自杀行为本身在某种程度上释放了他们的心理压力，但危机并未真正解除。获救后，这些儿童少年往往对周围环境和他人的态度变得异常敏感。他们中许多人仍然坚信死亡是一种解脱，并且错误地认为自己的死亡不会对他人造成影响，或者认为自己是累赘负担，自己的死亡可使周边人摆脱麻烦而获益。鉴于有自杀史的人再次尝试自杀的风险较高，因此需要为他们提供更为细致入微的关怀。在他们自杀风险高的时候，要确保身边始终有人陪伴，并考虑将他们送至精神卫生机构接受专业的诊疗。如果个体表现出明显的抑郁、焦虑或其他精神症状，还应考虑接受精神药物治疗。有关这些治疗方法的详细信息，请参见本书第四章。

家人是自杀未遂者最主要的照顾者，为了更好地预防自杀未遂者再次发生自杀行为，家人有必要了解一些关于儿童青少年自杀的基本知识。干预人员可以对家属进行培训，教授他们如何识别孩子自杀意念或行为的早期迹象、如何进行评估、如何采取危机干预措施以及如何寻求专业帮助。帮助他们及时从自杀者的行为表现中发现自杀企图，及时加以疏导、阻止和求助。

（二）自杀死亡

在学校或社区发生自杀事件后，知情的儿童青少年可能表现出各种症状。这些症状包括闪回和噩梦，尤其是对于目击者或看到现场照片的人来说，闪回是一种常见的应激反应。即使没有目睹事件，一些孩子也会经常想象当时的情景，感到极度恐惧，尤其是在夜晚醒来时，会感到十分恐怖和害怕。此外，自杀事件还可能引发儿童青少年的恐惧和失眠。死亡本身就是一个令人恐惧的话题，而在夜晚，这种恐惧往往被放大，有些学生可能会刻意避开事发地点，或者在夜晚想象到死者的身影，这可能会影响他们的睡眠质量，甚至导致长期失眠。针对这些情况，心理学家提供了一种"心理学尸检"的后干预技术，即让死者周围的人详细剖析回顾自杀者的心理史，引导人们思考死者为什么发生自杀，以及如何看待他的自杀。通过分析、回顾、告别仪式、放松技术等活动程序，帮助周围的同学消除紧张恐惧心理，使他们能够理性地看待自杀现象，尽快从震撼、悲哀、忧郁等不良心态中解脱，恢复正常的学习和生活秩序。

对于那些与自杀者关系紧密的儿童青少年来说，他们的反应可能会更加剧烈。在第一阶段，个体可能会感到极度的混乱和震惊，无法接受这一突如其来的变故。此时，干预者主要提供无条件的倾听和支持。随着时间的推移，在第二阶段，个体可能会陷入深深的自责和痛苦之中，认为自己本有能力阻止这一切的发生。在这个阶段，干预者可以与个体一起对死者进行"心理学尸检"，同时运用认知行为治疗来纠正个体的认知偏差。当进入第三个阶段时，个体可能会对生命的意义产生质疑，如"我为什么要活着？""上学还有什么意义？"等。在这种情况下，团体哀伤治疗可以成为一个有效的手段，帮助个体在合理的时间内引发正常的哀伤，并完成哀悼过程。如果个体表现出抑郁、焦虑等症状，那么应该考虑将他转诊到专业的精神卫生机构接受治疗。最终，在第四个阶段，个体会逐渐走出阴霾，重新建立与他人的联系或投身于有意义的事业中。这标志着个体正在逐步重新开始新的生活。

另外，媒体在报道儿童青少年的死亡事件时应保持客观、谨慎和中立，避免过度渲染和煽情化。既往研究表明，媒体对儿童青少年自杀事件的过度渲染以及详细描绘自杀过程可能会引起儿童青少年的模仿，导致相关区域内自杀未遂和死亡事件的增加。

第五节 个案示例

一、校园欺凌心理危机干预的个案示例

（一）个案简介

陈某，15 岁，女性，性格内向胆小，来自单亲家庭，从小随母亲生活。由于母亲忙于工作，对她的关心较少。

马某，15 岁，女性，性格外向大方，有一定的人缘，家庭经济条件较好，属当地小康水平。

马某在学校有几个关系较好的朋友，平时互相称为"姐妹"。起初，马某也将陈某视为"姐妹"，并多次请陈某帮忙完成作业。陈某起初碍于情面，多次帮忙，但随着次数增多及自身学习负担加重，她开始感到厌烦并表现出不愿继续帮忙的态度。马某对此不满，时常与其他"姐妹"一起对陈某进行言语侮辱和嘲讽。陈某曾尝试向母亲求助，但母亲告诉她"到学校是为了学习的，跟她们相处不来就少跟她们打交道"，建议她尽量避免冲突，专注于学业。

某日，陈某午休时被马某拍打背部叫醒，并冷嘲热讽地让她学习。陈某感到忍无可忍，与马某发生了争执。课间休息时，马某趁陈某不注意，用书本击打其头部。陈某在反抗过程中，将马某的书皮扯破，随后，马某找来一根木棍继续殴打陈某，导致其头部和腿部受伤。围观的同学中有两人前往教师办公室找到了班主任，并告知了情况。班主任赶到现场后制止了冲突，并将陈某送至医院，同时通知了双方家长。

（二）校园欺凌心理危机干预示范

1. 针对被欺凌者的心理危机干预 事件发生后，学校由

于心理资源不足,请求当地精神卫生中心的心理危机干预专家提供支援。心理危机干预工作者在获得学校和家长的同意后,首先对陈某进行了心理危机干预。陈某在当地医院检查后发现头部和腿部均有外伤,已做了清创包扎处理。在与陈某接触的过程中,心理危机干预工作者发现她表现出急性应激反应,脑海里反复闪现马某欺凌她的画面,不断回想起马某当天手持木棍打自己的情景。她不愿再去学校,对学校感到恐惧不安,警觉性增高,对周围的动静过分敏感,希望母亲和亲戚能一直陪在自己身边,不敢独处。入睡困难,睡前常常因回忆起马某以往欺凌自己的场景而流泪。

危机干预工作者总共对陈某进行了三次干预,采用了稳定化技术,引导陈某进行腹式呼吸。让她通过鼻子慢慢吸气,保持几秒钟,然后通过嘴巴缓慢呼出。指导她在每次呼气时,想象正在释放压力和负面情绪,并重复这一过程直到感到平静。在回顾事情经过的过程中,教授陈某使用"安全岛"技术,让她闭上眼睛,想象一个完全安全和平静的地方,这个地方可以是她喜欢的任何地方,如海滩、森林或自己的房间。陈某在想象中选择了自己的房间。危机干预工作者引导她详细描述自己房间的景象、声音、气味和感觉,使她能够在想象中生动地体验那个场景。当她感到不安时,可以随时回到这个"安全岛"。通过危机干预,陈某的情绪逐渐平静下来,应激相关症状消退。她表示出院后愿意回学校上学,但是希望马某能得到"应有的惩罚",并且希望学校能够避免此类事件再次发生。

2. 针对欺凌者的心理危机干预　在征得学校和家长同意后,心理危机干预工作者也对马某进行了心理危机干预。马某对此次事件的后果感到恐惧不安,担忧自己是否会"坐牢",意识到自己这次做得"太过分了"。她最初只是想与陈某开个玩笑，但陈某的反抗态度激怒了她，最终导致了后续用木棍打人的行为。在初次接触中，心理危机干预工作者了解到马某家境小康，但因其父亲忙于生意，马某主要由母亲抚养长大，而其母在经济上对马某较为大方。马某身边的朋友大多"顺从她的意思"，她也经常请朋友吃饭，帮朋友"摆平事情"。此次事件发生后，马某的父亲指责母亲没有管教好孩子。马某在处理人际关系方面存在一些认知偏差，难以从他人的角度看问题。例如，她认为陈某不再继续帮她写作业，是在"故意设圈套"，要么一开始就不答应，这种做了一半又不做，实际上是故意给她制造麻烦。心理危机干预工作者建议马某及其父母共同前往专业心理机构进行心理咨询。马某的父母表示会考虑这个建议。

3. 多方协作，明确双方法律责任　学校组织了双方家长的多次沟通，但双方对于此次事件的处理难以达成一致意见。人民法院经审理认为，行为人因过错侵害他人身体健康造成损害的，应当承担侵权责任。马某故意殴打致伤陈某的行为，已经构成侵权，依法应当对陈某承担侵权赔偿责任。同时，陈某住院治疗期间被诊断为"急性应激障碍"，可以认定其精神受到了严重损害。综合考量陈某的伤情、病情及案件实际情况，法院判决马某及其监护人赔偿陈某各项费用共计两万余元，包括八千元的精神损害抚慰金。案件审结后，针对马某长期欺凌同学的不良行为及其家庭监护教育失职等问题，人民法院向马某父母发送了《责令履行监护责任告诫书》和《责令接受家庭教育指导令》，并与学校合作，在涉诉未成年人家庭教育指导站对马某父母进行了精准的"一对一"家庭教育指导。经过指导，马某父母对马某的监护职责和家庭教育有了加强，并主动履行了生效判决确定的义务，马某及其父母亦向陈某赔礼道歉。

4. 开展校园欺凌主题班会　在心理危机干预工作者的协助下，学校各班级陆续开展了关于校园欺凌的主题班会。班会以讨论的形式进行，要求每个学生写下四个与校园欺凌相关的故事，包括：描述一次他人用言语或行为伤害你的经历；描述一次你说或做某事伤害他人的经历；描述一次你看到或听到校园欺凌，却没有采取任何行动的经历；描述一次你看到或听到校园欺凌，并得到帮助或试图阻止欺凌行为的经历。在学生写完并分享他们的故事后，大家开始讨论这些情景。学生们对这些经历有何感想？在这些情境下，他们会如何行动？如果采取不同的做法，故事的结局可能会有什么变化？

在陈某和马某所在的班级举行的主题班会上（当时陈某和马某并未在场），学生们谈到了陈某和马某之间的冲突。大约有 12 位同学作为旁观者在现场，其中 10 位同学犹豫是否应该参与干预，而有 2 位同学最终决定去找老师求助。这 2 位寻求帮助的同学获得了同学们一致的高度评价和认可，大多数同学认为他们的行为有效地阻止了更严重的伤害事件发生。那些犹豫未进行帮助的同学表示，当时未干预的原因是担心马某的报复，以及认为自己与陈某平常没有太多交情，因此没有介入。经过此次班会后，他们意识到每个人都有可能是欺凌事件中的受害者，如果都持有事不关己的态度，那么当自己需要帮助时，也可能遭遇类似陈某的处境。而如果旁观者都能积极干预制止这样的事情，许多事件可能在萌芽阶段就不会发生。

5. 健全预防校园欺凌机制　该学校在此次事件后制订了校园欺凌防治政策，并向全校公布了校园欺凌举报电话，由分管德育工作的校领导负责处理校园欺凌事件。该电话每日安排专人值守，确保做到 100% 接听和 100% 处理。同时，学校组织各班级进行校园欺凌高危个体筛查，列出性格孤僻内向、年龄较小、来自单亲家庭、身体弱小或存在残障，以及家庭经济贫困的学生名单，要求班主任对这些个体给予高度关注。学校每学期开设有关校园欺凌的公开课，针对学生、家长和教师群体，定期邀请心理健康专业人员讲授自尊、自信、共情能力等基本心理知识与技能，并定期邀请法治工作者对学生、家长和教师群体进行普法教育。帮助学生、家长和教师深刻认识到校园欺凌的危害，并传授有效的应对策略。

二、儿童青少年自杀心理危机干预个案示例

（一）案例简介

林某，女性，现为初二学生。她的父母离婚后，她随母亲搬到了一座新城市，开始了新的生活。转学后，林某离开了熟悉的朋友们和环境，进入了一所陌生的学校。由于不会讲当地的方言，加上性格内向，她不敢主动接近同学。她曾几次尝试通过分享零食来与同学建立友谊，但这些努力并未得到积极的回应。她发现同学们都有自己固定的"小圈子"，而自己仿佛成了一个透明人，没有人注意到她的存在。离婚后，林某的母亲既要工作又要独自抚养孩子，平时几乎没有时间和女儿交流。当林某向母亲抱怨学校不好，希望回到原来的学校时，母亲最初会安慰她，但随着抱怨次数的增加，母亲开始责怪林某不够坚强，不懂体谅，甚至说过"你要回去就自己回去，去找你爸爸帮你转学，以后不要再找我了"这样的话。之后，林某与母亲进入了冷战状态。她在日记中写下了自己的感受，这些文字充满了绝望与孤独。她觉得自己是一个负担，是世界的累赘。她的情绪越来越低落，笑容也越来越少，开始躲避人群，有时甚至会在无人的角落偷偷哭泣。她的变化被同桌小雅发现了，小雅向班主任反映了情况。班主任尝试与林某交谈，但林某不愿意多说，问得多了她就会流泪。

（二）儿童青少年自杀心理危机干预案例示例

1. 相信直觉　尽管林某不愿意向班主任倾诉内心，但她哭泣的表情和拒绝帮助的态度让班主任感觉到这个孩子可能有结束生命的危险。

2. 寻求专业帮助　面对这种情况，如果感到无法应对，请立即向更有经验的精神科医生、心理咨询师或其他专业人士求助。由于林某始终不愿与班主任深入交流，班主任在帮助她时感到力不从心，于是，在取得林某同意后，班主任将她带到了学校的心理咨询师那里，并告知了相关情况。

3. 表达关心

咨询师："你的同桌和班主任说你最近状态不太好，发生了什么事让你感到不开心吗？"

林某：（边落泪，边摇头）

咨询师："我能感受到你现在的痛苦和难过，我们都非常担心你。跟我说说吧，或许我可以帮到你。"

林某："我不知道……我只是觉得非常痛苦，好像没有人能帮助我，也许我不在这个世界上，对别人会更好一些。"

4. 直接询问自杀意图

咨询师："你说'也许我不在这个世界上，对别人会更好一些'，你是想说你想要结束自己的生命吗？"

林某：（哭泣着点头）

5. 保持冷静，无评判的倾听　当孩子透露出自杀意图时，保持冷静，避免表现出震惊。不要争论自杀的对错，也不应承诺为其保密。相反，应保持冷静，提供支持，并鼓励继续讨论这个问题。

咨询师："我能理解你的感受，如果是我，我可能也会感到痛苦。你可以告诉我，你是什么时候开始有这样的想法的？"

林某某:"大概有一个多月了吧,每晚睡不着的时候,我就会想这些事。"

咨询师:"你有没有具体想过怎么做?"

林某:"我想过从楼顶跳下去,或者吞安眠药,因为这样可能不太痛苦。但我也不知道在哪里能买到安眠药。"

咨询师:"你去药店买过安眠药吗?"

林某:"我去过,但他们说不卖给小孩子。"

咨询师:"那你去过楼顶吗?"

林某:"去过一次,是在我和妈妈吵架后的晚上,但我最后没跳,自己下来了。"

咨询师:"你家楼顶有多高?"

林某:"11 层。"

咨询师:"你妈妈知道这件事吗?"

林某:"她不知道,我没告诉她。"

咨询师:"我现在想知道,你还有想要跳楼的想法吗?"

林某:"有,但我有些害怕,暂时不敢跳。"

咨询师:"这事关系到你的生命安全,非常重要,我必须告诉你妈妈,你的生命有危险。"

林某:"我不想你告诉她,她会责怪我的。"

咨询师:"我会和她好好沟通,让她理解你的感受。这不是你的错,只是在极度痛苦和无助的情况下,你会有这样的想法。我保证会和你妈妈好好谈。"

林某:"好吧,虽然我觉得她可能不在乎我的死活。"

6. 保障安全　如果你认为这个孩子的自杀风险随时可能发生,不要让她单独待着,并尽快通知其监护人,让他们参与到帮助的过程中来。评估到林某具有较高的自杀风险后,咨询师安排班主任陪同她,并联系了林某的母亲,了解了孩子在家中的情况,并告知了目前存在的高风险。咨询师还提醒林某的母亲,在与孩子交流时,避免使用诸如"矫情"或"胡思乱想"等带有批评性质的语言。

7. 专业帮助 鉴于林某情绪低落已持续一个月,并伴有失眠,咨询师建议其母亲带她去当地的精神卫生中心就医。林某的母亲采纳了咨询师的建议,带孩子到当地的精神卫生中心就诊,林某被诊断为"抑郁症",并接受了药物治疗及系统的心理咨询。经专科医生评估后,林某在治疗期间继续上学。尽管林某的母亲仍无法抽出更多时间陪伴孩子,但她坚持每周带孩子出去玩,并在征得孩子同意后,为她买了一只小猫作为宠物。一个月左右后,她的精神状态明显好转,与同桌小雅成了亲密的朋友,并在小雅的帮助下慢慢融入了其他同学的小圈子。

(冯映映 姚宏文)

参考文献

[1] BEDROSIAN T A, QUAYLE C, NOVARESI N, et al.Early life experience drives structural variation of neural genomes in mice[J]. Science, 2018, 359(6382): 1395-1399.

[2] BRIETE J, RUNTZ M, RASSART C A.et al.Sexual assault trauma: does prior childhood maltreatment increase the risk and exacerbate the outcome? [J].Child Abuse Negl, 2020, 103: 104421.

[3] JEON M S, BAE E B.Emotions and sensory processing in adolescents: the effect of childhood traumatic experiences[J].J Psychiatr Res, 2022, 151: 136-143.

[4] LIU R T, WALSH R F L, SHEEHAN A E, et al.Prevalence and correlates of suicide and nonsuicidal self-injury in children: a systematic review and meta-analysis[J].JAMA Psychiatry, 2022, 79 (7): 718-726.

[5] ORBEN A, PRZYBYLSKI A K, BLAKEMORE S J, et al.Windows of developmental sensitivity to social media[J].Nat Commun, 2022, 13(1): 1649.

[6] POLANCO-ROMAN L, ALVAREZ K, CORBEIL T, et al.Association of childhood adversities with suicide ideation and attempts in Puerto Rican young adults[J].JAMA Psychiatry, 2021, 78(8): 896-902.

[7] QU D, WEN X, LIU B, et al.Non-suicidal self-injury in Chinese population: a scoping review of prevalence, method, risk factors and preventive interventions[J].Lancet Reg Health West Pac, 2023, 37: 100794.

[8] QUAN L, LÜ B, SUN J, et al.The relationship between childhood trauma and post-traumatic growth among college students: the role of acceptance and positive reappraisal[J].Front Psychol, 2022, 13: 921362.

[9] RACINE N, MCARTHUR B A, COOKE J E, et al.Global prevalence of depressive and anxiety symptoms in children and adolescents during COVID-19: a meta-analysis[J].JAMA Pediatr, 2021, 175(11): 1142-1150.

[10] RICHARD K J, BRUL E G. 危机干预策略[M].7 版 . 肖水源, 周亮, 译 . 北京: 中国轻工业出版社, 2022.

[11] WANG H, BRAGG F, GUAN Y, et al.Association of bullying victimization with suicidal ideation and suicide attempt among school students: a school-based study in Zhejiang Province, China[J].J Affect Disord, 2023, 323: 361-367.

[12] WIEDERHOLD B K.The escalating crisis in adolescent mental health [J].Cyberpsychol Behav Soc Netw, 2022, 25(2): 81-82.

[13] 柯文涛 .UNESCO 继续推进校园暴力与欺凌问题研究——基于《数字背后：终结校园暴力与欺凌》报告的译介和解读[J]. 世界教育信息, 2019(21): 13-18.

第八章　对老年群体、孕妇的心理危机干预

第一节　对老年群体的心理危机干预

一、老年群体心理特征及常见心理危机

老年人的心理特征是复杂而多面的，他们拥有独特的智慧和经验，同时也面临着身体和心理的挑战。让我们一起走进老年人的内心世界，了解人到老年的典型心理特征和常见心理危机。

（一）老年人心理特征

随着年龄的增长，进入老年期后人们的生理和心理都会发生不小的改变，这些变化会让老年人出现一些新的心理特征。

首先，大脑的结构和功能的改变会影响老年人的认知功能。老年人的大脑体积通常会比年轻时稍小，这是因为随着年龄的增长，脑细胞数量减少，脑组织逐渐萎缩。此外，老年人的大脑白质结构也会发生变化，导致神经信号传递速度变慢，影响大脑的认知和反应能力。因此，老年人们会发现：自身的记忆力、注意力、思维速度和认知决策等能力，会随着年龄的增大而衰退，因此他们会更加注重情感和直觉，更倾向于用长期积累的经验和智慧来做出决策。

同时，为了更好地适应新的社会身份和身体衰老带来的各种挑战，老年人的心理发展也经历了一系列的变化，会经历更多的情绪波动。相较于中青年时期，老年人需要面临衰

老带来的身体疾病、疼痛和不适感，这让老人们对健康问题保持警觉，并更愿意寻求医疗建议和支持，但同时也会引发他们内心的焦虑和抑郁情绪。

此外，随着退休后淡出社会主力角色，老年人可能会感到孤独、失落和无助，这些情绪可能会加剧他们的心理压力和情绪波动。因此，老年人对情感的表达方式也可能发生改变：更加注重情感上的满足和联系，更愿意与他人分享自己的经验和感受。因此对于老年人而言，子女家人的陪伴非常重要，他们也更为重视社区邻里间的和睦关系。

（二）老年期常见心理危机分类及表现

根据危机的来源，心理危机主要包括成长性危机和情境性危机两大类。老年人常见的心理危机也涉及这两类范围，其中退休引起的角色转变、适应不良，以及空巢或独居带来的孤独感等属于成长性危机；而由于亲人离世、身体患病、家庭关系不睦等形成的危机，则属于情境性危机。这些问题会引起老年人的情绪改变，引发焦虑、抑郁、孤独、失落感、无助感、自卑感、易怒、情绪不稳定等表现，具体危机分类如下。

1. 角色转变危机　老年人从工作角色转变为家庭角色，尤其是工作时承担了诸多工作任务，比较忙碌和充实的老年人，可能会感到失落和无助，缺乏自我认同和价值感。一些性格内向、缺乏社交支持的老年人，更容易出现角色转变危机。

2. 健康危机　随着年龄的增长，老年人的身体机能逐渐下降，可能会面临各种健康问题，如慢性疾病、疼痛等。这些健康问题可能会引发焦虑和抑郁情绪，影响老年人的心理健康。值得注意的是，年老带来的脑部衰退，可能带来一些病理性的改变，如常见的阿尔茨海默病、帕金森病等疾病。这些疾病会对大脑的正常功能产生严重影响，导致严重的健康危机。

3. 孤独和社交孤立　老年人可能会感到孤独和社交孤立，缺乏社交支持和联系，这可能会加剧情绪波动和心理问题。一些性格内向、缺乏社交技能的老年人，更容易出现社交孤立的情况。此外，一些生活环境较差、缺乏社交活动的老年人也容易感到孤独。

4. 家庭关系危机　随着子女的成长和独立，老年人可能会面临家庭关系的改变，如家庭成员的减少和家庭角色的转变等，这些问题可能会引发焦虑和失落感。性格敏感、情绪易波动的老年人，容易对家庭的各种变化产生焦虑和失落感。一些生活环境较差、缺乏家庭支持和关爱的老年人也容易遭遇家庭关系危机。

老年人遭遇心理危机的风险因素包括性格特点、身体状况、生活环境和家庭关系等方面。除此之外，老年期还可能出现认知障碍、记忆力下降、注意力不集中等问题，这些也属于心理危机的表现。

二、老年心理危机的评估

（一）老年心理危机的评估准备

老年期不同于人生的其他时期，具有独特的生理心理特点，因此针对老年人进行心理健康评估时，要充分考虑到这些特征，做好充足的准备。需要注意以下几个方面。

1. 评估工具适宜性　由于老年人的生理和心理特点，需要选择适合老年人使用的心理健康评估工具，这些工具应考虑到老年人的认知能力和语言表达能力，以确保评估结果的准确性和可靠性。常用的心理评估量表包括：老年抑郁量表（Geriatric Depression Scale，GDS），该量表适用于评估老年人的情绪、认知和行为等方面的健康状况；老年生活满意度量表,可用于评估老年人对自己生活的满意程度,涉及家庭、健康、经济、社交等方面。

2. 评估内容的全面性 老年人的心理健康问题可能涉及多个方面,如情绪健康、家庭支持、社会角色转变等。因此,在评估过程中需要全面考虑老年人的心理健康状况,除了上文提到的两个量表之外,还可以根据不同的评估对象和目的,对认知、情感、行为等方面进行综合评估。常用的工具还包括:抑郁、焦虑量表、生活质量量表等。

3. 评估过程的支持性 正式评估前应和老年人建立良好的关系,给予尊重理解和必要的关爱。同时考虑到老年人可能会出现认知障碍,如记忆力下降、注意力不集中等,评估者应做好心理准备,保持耐心,使用简单易懂的语言和方式进行交流,确保评估结果的准确性和可靠性。

(二)老年心理危机的评估方法

老年人的身体机能下降,可能需要采用多种方式进行评估,如心理测验、问卷调查、访谈、观察等。评估者需要与老年人建立良好的关系,采用易于理解的语言和方式进行交流,确保评估结果的准确性和可靠性。具体工作中,常用的几种评估方法如下。

1. 心理测验法 在实际的心理干预过程中,使用心理测验工具进行评估是一种比较快速高效的方法。例如,在常见的一些老年期危机情境中,针对当事人出现的情绪问题,常会选择焦虑抑郁量表、老年人心理健康量表等工具,可以直观反映当事人的心理状况,帮助开展适当的干预工作。

2. 调查问卷法 通过填写问卷的方式,了解老年人的基本信息、生活状况、心理健康状况等。调查问卷法一般会与心理测验法相结合大规模地进行,适用于评估群体。

3. 访谈法 通过与老年人进行面对面的交流,了解他们的心理状况、生活经历、家庭关系等。访谈时需要使用简单易懂的语言和方式进行交流，确保评估结果的准确性和可靠性。

4. 观察法　观察老年人的行为表现、情绪状态、社交能力等，了解他们的心理状况。观察时需要关注老年人的身体状况和情绪状态，以及与周围环境的互动情况。

5. 科技辅助法　利用科技手段，如智能手机或平板电脑进行心理评估，提高评估的便利性和准确性。例如，一些心理健康评估软件可以通过在线问卷、语音识别等方式进行评估。

值得注意的是，在选择评估方法时应充分考虑老年群体的特点和评估对象的具体情况，避免评估方式不当对评估造成影响。例如，调查问卷的设计需考虑到老年人的认知能力和语言表达能力，以确保评估结果的准确性和可靠性。

（三）评估注意事项

在评估过程中需要考虑到老年人的身体状况和心理特点。

首先，老年人身体机能下降，可能会面临各种健康问题，如听力和视力衰退、慢性疾病、身体疼痛、腿脚不便等。因此在评估前应该先了解他们的健康状况和疼痛情况，帮助他们做好访谈的准备，比如戴好助听器或老花眼镜，以帮助更好地阅读和理解评估内容；又如对于腰背疼痛的老人，提供舒适的座椅。在评估过程中也应随时关注老年人的身体状况，防止一些因躯体疾病造成的意外情况发生。

其次，老年人容易受到情绪波动的影响，因此在评估过程中需要关注老年人的情绪状态，及时发现异常情况并进行干预。同时需要尊重老年人的意愿和隐私，理解他们的需求和感受，建立良好的信任关系。

最后，在评估过程中需要及时发现老年人的心理健康问题，并采取相应的干预措施。评估结束后安排定期跟进，确保老年人已经成功地度过了心理危机，并且能够保持健康的心理状态。

三、老年心理危机干预的实施要点

（一）老年心理危机干预策略

心理危机干预是一个系统性的过程，需要进行系统性的规划，整合各类资源，组建专业干预团队等。老年人的心理危机干预工作也需在此基础上，根据老年人群的特点、人生发展阶段、生活环境等建立相应的心理健康服务和危机干预体系。具体的心理危机干预策略包括以下几个方面。

1. 完善机制　做好老年心理危机干预机制的建立和完善工作。包括建立心理危机干预组织、制订心理危机干预预案、培训心理危机干预人员等。

2. 建立心理支持系统　为老年人提供心理支持，包括心理咨询、心理疏导、心理治疗等，帮助他们缓解心理压力，增强自信心和自我调节能力。

3. 开展心理健康教育　通过讲座、宣传资料、宣传栏等形式，向老年人普及心理健康知识，帮助他们了解心理健康的重要性，掌握自我调节的方法和技巧。

4. 建立家庭支持系统　家庭是老年人的主要支持来源，建立家庭支持系统，包括家庭成员的关心、照顾、陪伴等，可以帮助老年人缓解孤独、焦虑等不良情绪。

5. 开展社会支持活动　社会应该为老年人提供更多的支持和帮助，包括组织志愿者服务、开展社会公益活动、提供社会资源等，帮助老年人解决生活中的困难和问题。

（二）老年心理危机干预流程及原则

目前在我国常见的心理危机干预模式包括：认知模式，

哀伤辅导模式,平衡模式,支持和干预技术模式,心理社会转变模式,教育、支持与训练的社会资源工程模式,整合的危机干预模式。每一种模式都有其侧重点,如平衡模式适用于早期干预,认知模式适用于危机基本稳定时期,整体模式以任务为中心,社会资源工程模式以资源为中心。

1. 步骤　依据这些干预模式和经验,结合老年人的心身特点,心理危机干预工作主要包括以下几个步骤。

(1) 评估:首先需要对当事人进行评估,了解他们的心理状况和面临的问题。评估需要考虑当事人的性格特点、生活环境和家庭背景等因素,以便更好地制订干预方案。

(2) 制订干预方案:根据评估结果,制订相应的干预方案。方案需要考虑到当事人的性格特点、生活环境和家庭背景等因素,以便更好地帮助他们应对心理危机。

(3) 建立信任关系:心理危机干预需要与当事人建立信任关系,以便更好地了解他们的内心世界和情感状态。干预者需要倾听对方的感受,给予支持和鼓励,帮助他们提高自信心和应对问题的能力。

(4) 实施干预:根据制订的干预方案,采取相应的措施来帮助当事人应对心理危机。这可能包括提供心理支持、提供心理治疗、提供社会支持等。干预者需要与当事人保持密切联系,及时调整干预方案,确保对方得到充分的支持和帮助。

(5) 后期跟进:干预结束后,干预者需要与当事人保持联系,定期进行评估和跟进,确保对方已经成功地应对了心理危机,并且能够保持健康的心理状态。

2. 原则　整个心理危机干预的过程需要遵循以下几个原则。

(1) 及时性:一旦发现个体面临心理危机,需要及时采取干预措施。

（2）全面性：心理危机干预需要考虑到个体的各个方面，包括性格特点、生活环境和家庭背景等。

（3）针对性：根据个体的具体情况，制订相应的干预方案，确保当事人能够得到充分的支持和帮助。

（4）长期性：心理危机干预需要持续关注个体的心理健康状况，确保当事人能够保持健康的心理状态。

（5）安全性：危机干预全程要注意评估安全性，避免自我伤害行为，一旦发现有自我伤害的风险，要及时转诊。

心理危机干预是一个系统性的过程，需要遵循一定的步骤和原则，以确保个体得到充分的支持和帮助，帮助他们成功地应对心理危机。

四、个案示例

（一）个案简介

张阿姨，女，今年65岁，是一位勤劳善良的家庭主妇。她与丈夫共同生活了40多年，夫妻感情和睦。某天张阿姨正在家中忙碌，接到电话得知丈夫突发心脏病去世。她无法接受这个噩耗，情绪崩溃，陷入深深的悲痛之中。接下来的几天里，张阿姨的情绪低落，食欲减退，睡眠质量下降，经常失眠。子女陪她前往医院睡眠门诊就医，以缓解失眠的问题。医生给她开了一些助眠的药物，同时认为张阿姨有些情绪问题，建议转诊到精神科继续就诊，但张阿姨拒绝了。接下来的几天中，通过服药张阿姨的睡眠问题得到了一定的缓解，但精神一直处于恍惚状态，无法正常生活和工作。同时，家人发现她变得沉默寡言，常常独自流泪，对周围发生的事情都不感兴趣，仿佛失去了对生活的热情。居委会干部上门慰问时了解了这个状况后，帮助邀请家庭医生前往张阿姨家中出诊。

（二）危机评估

当天居委会干部陪家庭医生上门出诊，李医生了解了张阿姨的遭遇和之前的就医情况，并针对张阿姨的睡眠、情绪问题做了进一步的问诊和评估，认为张阿姨处于丧亲引起的心理危机状态，并为张阿姨及其家人做了心理健康科普宣教，鼓励其前往精神科就诊。经过居委会干部和李医生的耐心沟通，张阿姨接受了建议，同意前往精神科就诊。精神科医生为张阿姨做了进一步的精神科检查和评估，使用了老年人心理健康量表、抑郁焦虑量表等评估工具，诊断为急性应激障碍。

（三）方案制订

精神科医师评估后，给予张阿姨药物治疗联合心理治疗的干预建议，并跟陪同就诊的家属和居委会人员沟通，强调家庭和环境支持的重要性。于是家属、居委会工作人员和医师们共同商议，制订了在接下来的数月中，对张阿姨开展家庭陪伴＋专业人员心理干预＋社区居委会支持协调的方案。

（四）干预实施

1. 家庭支持　为了缓解张阿姨的悲伤和抑郁情绪，子女和亲朋好友加强了对她的陪伴和关心，给予她情感上的支持和鼓励。家人轮流到张阿姨家陪她居住，照顾她的饮食起居，帮助张阿姨安排日常生活。亲朋好友常陪她散步、聊天，帮助她逐渐走出心理阴影。

2. 心理干预　接下来社区卫生服务中心联系到了心理治疗师为张阿姨开展专业心理干预。根据干预方案，张阿姨与专业的心理治疗师进行了几次面谈。治疗师每周为张阿姨进行 2 次危机干预咨询，通过支持性访谈、情绪稳定技术、正念冥想练习等心理干预手段，帮助她认识自己的情绪状态，引导她积极面对丈夫离世的事实，并教给她一些应对抑郁和焦虑的方法。

3. 医疗服务　根据精神科医师的医嘱，家属每天监督张阿姨按时按量服药，缓解情绪和睡眠问题。同时定期陪伴张阿姨复诊，并加强与医生的沟通，帮助她积极康复。

4. 社区支持　熟悉的社区工作人员常上门访视，帮助张阿姨在非常时期解决一些基础问题。同时鼓励张阿姨参加社区组织的各种活动，如老年舞蹈、书法班、健康讲座等。这些活动有助于她结交新朋友，扩大社交圈子，增强自信心和归属感。

通过以上心理干预资源的综合运用，张阿姨逐渐走出了心理危机，恢复了正常的生活和工作。她学会了面对现实，开始尝试接受丈夫离世的事实，并为自己和家人的未来制订了新的计划。

（蔡　军　彭　铮）

第二节　对孕妇的心理危机干预

一、孕妇心理危机概述

（一）孕妇心理危机

心理危机是个体的一个认知或体验，即将某一事件或生活境遇体验为远远超出自己当下资源及应对机制的、无法忍受的困难。除非个体得到某种解脱，否则，危机将有可能导致其严重的情感、行为及认知的功能障碍。

Caplan 早在 20 世纪 60 年代便已将心理危机的发展划分为四个阶段，即警觉阶段、功能恶化阶段、求助阶段和危机阶段。完整过程为：在最初事件出现后，当事人焦虑情绪水平上升，影响日常生活，因此采取常见的应对机制来抵抗焦虑带来的压力和不适，努力恢复原有的心理平衡；经过第一阶段的尝试和努力，当事人发现自己惯用的解决方法失效，常见的应对机制无法解决当前问题，创伤性应激反应持续存在，焦虑情绪开始增加，身心紧张程度越来越严重，当事人的社会适应功能明显受损或下降；如果通过试错不能有效解决问题，当事人的情绪、行为和精神症状会进一步加重，内心紧张程度会不断增加，促使他们想尽一切办法寻求和尝试新的、不同的解决方案，求助动机更强；最终很容易产生习得性无助，对自己失去信心和希望，甚至对自己整个生命意义发生怀疑和动摇，使问题长期存在。

孕期，又称妊娠期，是女性生命中发生重大变化的时期，孕妇心理健康与身体健康同样重要。在这一阶段产生的心理危机，称为孕妇心理危机。孕妇心理危机的有效解决有助于促进婴儿的身心健康，并改善孕妇自身的身体状况，有助于自然分娩。反之则不仅会直接影响孕妇自身的健康状况，还会增加产科和新生儿并发症的风险，并影响母婴联结、婴幼儿健康及其心理适应能力等，给孕妇、家庭、卫生系统和社会造成重大负担，甚至引发严重后果。

（二）妊娠期的阶段及心理特点

1. **妊娠早期（0~3 个月）**　孕妇自身对于胚胎的免疫排斥反应及免疫耐受性需要一个适应过程，胎儿作为一种异源体，将会使孕妇的激素水平产生明显的变化，如妊娠第 2 个月时，孕妇往往会出现身体乏力、没有食欲、呕吐、乳房胀痛、腹胀等常见的早孕反应。与此同时，孕妇的情绪波动幅度较大，依赖性增强，由此产生的消极情绪也可能加剧上述身体反应。

2. **妊娠中期（4~6 个月）**　随着早孕反应的消失，食欲、睡眠有所好转，孕妇对妊娠导致的生理、心理变化逐渐适应，抵御不良刺激的能力增强。胎动的出现让孕妇对于妊娠的体验更加真切，会激发孕妇对胎儿的生长、发育过程的兴趣，同时对胎儿的发育充满想象和期待。但同时孕妇也进一步直面将来可能遇到的困难情境，如新的角色认同、强烈的依赖感、不安等，因此该阶段为孕妇心理危机的高发阶段。

3. 妊娠末期（7 个月及以后）　随着胎儿的迅速发育，子宫体积显著增大，孕妇的器官功能负荷继续加重，容易感到疲惫不已。孕妇期待分娩后见到自己的孩子，但由于对分娩这一过程感到恐惧，产生较强的心理冲突。加之对胎儿健康的担忧等，孕妇的焦虑和压力水平达到顶点。

（三）孕妇心理危机分类及常见反应

1. 压力　妊娠可以作为孕妇的应激源，并给孕妇在较长时间、各个阶段带来多种形式、不同内容的压力。国外研究表明妊娠期间压力发生率为 12%~84%，国内这一数据为 80% 左右，且较多研究表明压力的总体水平处于轻度或中度。妊娠期最常见的压力感受主要包括"需要接受母亲的角色而感到压力""为确保母子健康和安全而引发的压力""因身体外形和身体活动的改变而引发的压力"等，而其中"确保母子健康和安全"是孕妇最直接、主要的压力源。

2. 焦虑　孕妇在妊娠期的每个阶段都在承受着大量的不确定性，这也导致焦虑情绪的出现。有文献报道，国内孕妇中焦虑的检出率为 41.1%，其中重度焦虑的检出率为 10.9%。妊娠期常见的焦虑内容包括"担忧胎儿畸形""担忧与爱人之间的关系""担忧自己无法承受分娩""担忧其他家人对自己的态度"等。

3. 抑郁　由于体内激素水平改变、孕期生理反应及角色转变等因素，孕妇容易出现抑郁情绪。抑郁状态除了对孕妇和新生儿出生结局造成负面影响外，还会增加子代情绪或行为障碍的发生风险，如早产、低体重儿、孤独症、注意缺陷多动障碍等。且妊娠期的抑郁状态增加了产后抑郁症的患病风险。文献报道，国内妊娠期抑郁症的检出率为 13.0%~33.7%。

（四）孕妇心理危机的影响因素

1. 生理因素 年龄、不孕症病史、不良孕产史、睡眠障碍、进食差、严重分娩疼痛、妊娠并发症或合并症、胎婴儿畸形或疾病、孕前痛经史、孕前经前紧张史等均为孕妇心理危机的影响因素。另外，妊娠的不同时期，也是孕妇心理危机的影响因素，如妊娠早期的心理危机以压力为主，妊娠中期和后期则以焦虑、抑郁为主。但同一时期也可能存在多种危机。

2. 心理社会因素 从孕妇自身特质来看，抑郁症病史、焦虑症病史、性格内向、自我评价低、敏感多疑、焦虑冲动、情绪不稳等都是心理危机的风险因素。从社会支持的角度看，童年受虐待、缺乏照顾、社会支持系统不良（如缺乏情感或行为上的支持、缺乏同伴或与同伴关系不良）、家庭暴力、负性生活事件（如婚姻危机、丧失经历、经济困难、失业等）以及不良嗜好（吸烟、酗酒、吸毒等）都可能造成妊娠期的心理负担。

二、孕妇心理危机的评估

评估是一个连续并动态地贯穿于危机干预始终的过程，需要根据当事人的应对能力、危机事件的威胁程度及当事人的能动性水平，对当事人过去和现在的危机状态做出评估，并对危机工作者需要采取何种类型的干预行动做出判断。

（一）孕妇心理危机的评估内容

对孕妇心理危机的评估应有助于确定其当前危机的严重程度，其情绪状态、认知能力、行为功能，可供选择的干预方案及支持系统，以及孕妇自我伤害甚至自杀的风险。

1. 三维评估筛查模型 Myer 等于 2006 年完善的三维评

估筛查模型，是目前常用的危机干预评估模型。三维评估筛查模型对心理危机的评估包含三个维度：①情感评估，包括愤怒/敌意、焦虑/恐惧、沮丧/抑郁三项内容，这些不适的情感反应是个体经历危机的最大特点；②认知评估，包括侵犯、威胁和丧失三项内容；③行为评估，包括接近、回避、失去能动性三项内容。评估者运用三维评估表对上述三个方面进行严重程度的评定，按照分值划分为低、中、高 3 个等级。危机干预者可以根据测评等级快速确定干预措施。

2. 心理危机发展阶段 在了解孕妇当前状态后，应尝试判断心理危机的发展阶段。根据孕妇当前自身状态是否足以应对危机、支持资源能否起作用、个人功能是否良好，来判断孕妇处于危机初期（孕妇可以运用正常的应对方式来面对危机）、爆发期（孕妇逐渐失去对危机的控制）、应对期（需要孕妇的其他社会支持帮助其应对危机）还是解决期（社会功能受损，需专业帮助来应对问题）。

3. 自杀风险 对孕妇自杀风险的评估可以按照以下五个步骤进行：①评估孕妇当前有无自杀的观念，有无具体的自杀计划；②评估孕妇既往有无自杀的观念、计划或行动，以及孕妇周围是否有自杀成功的事例发生；③评估孕妇当前的现实压力，如妊娠带来的生理、心理变化以及对工作等其他生活方面造成的影响；④评估孕妇的支持资源是否能给孕妇提供足够的帮助，如家人、朋友、工作单位、社区等；⑤评估孕妇是否符合其他的精神障碍的诊断，如有，是否在接受专业的评估和治疗。

（二）孕妇心理危机的评估方法

1. 访谈法 通过结构式或半结构式的访谈，在谈话中获得对孕妇当前心理危机严重程度的了解，对孕妇进行生理和心理两个层面的信息收集，掌握孕妇当前应对危机使用的心理应对方式，以及该应对方式是否有效，梳理孕妇的社会支持系统。

2. 量表法　运用经过科学编制，且接受过信度、效度检验的评定量表，获得孕妇某个单一方面的主观感受和态度。以评定者来划分，量表分为他评量表和自评量表。在孕妇心理危机的评估中，评估者往往选用自评量表，来高效地达成评估效果。

（三）孕妇心理危机的评估工具

1. 压力相关量表

（1）妊娠压力量表：陈彰惠教授于 1983 年编制（后修订），将妊娠期的压力分为以下维度：担心母子健康和安全而引发的压力感；认同母亲角色而引发的压力感；担心身体外形和身体功能的改变而引发的压力感。量表得分采用 0~4 的五点计分，分值越高表明妊娠压力程度越大。

（2）抑郁 - 焦虑 - 压力量表：Lovibond 等于 1995 年编制，分为压力、焦虑和抑郁三个维度。采用 0~3 的四点计分。在压力分量表上的分值越高，表明压力程度越大。

2. 焦虑相关量表

（1）剑桥担忧量表：Green 等于 2003 年编制，专用于评估孕妇的焦虑内容及程度。共 16 个条目，采用 0~5 的六点计分。

（2）妊娠相关焦虑量表：1990 年开发，用于评估与妊娠相关的恐惧与焦虑的内容和程度。共 55 个条目，分为 5 个维度：焦虑自己与伴侣之间的关系、焦虑胎儿畸形、分娩恐惧、害怕变化、焦虑未来的亲子关系。采用 1~7 的七点计分。

（3）分娩恐惧量表：2010 年开发，用于评估孕妇对于分娩的恐惧心理，2016 年翻译引进。共 16 个条目，分为 4 个维度：对孩子健康的恐惧、对分娩时失控的恐惧、对疼痛伤害的恐惧、对医院干预与环境的恐惧。得分 16~27 分、28~39 分、40~51 分、52~64 分别代表无、轻度、中度、高度分娩恐惧。

（4）7 项广泛性焦虑量表：7 项广泛性焦虑量表（7-item Generalized Anxiety Disorder Scale，GAD-7）可用于评估焦虑症状的严重程度，量表总分 0~4 分表明无临床意义的焦虑，5~9 分为轻度，10~14 分为中度，15 分及以上为重度。GAD-7 也可用来做焦虑症的辅助诊断，总分≥10 分可能是焦虑症的分界值。

（5）焦虑自评量表：焦虑自评量表（Self-Rating Anxiety Scale，SAS）由 W.K.Zung 于 1971 年编制，含有 20 个反映焦虑主观感受的项目，每个项目按症状出现的频度分为四级评分。量表分界值为 50 分，其中 50~59 分为轻度焦虑，60~69 分为中度焦虑，69 分以上为重度焦虑。

3. 抑郁相关量表

（1）爱丁堡产后抑郁量表：由 Cox 等于 1987 年编制，用于评定孕妇近一周内与妊娠相关的抑郁体验，涉及心境、乐趣、自责、焦虑、恐惧、失眠、应对能力、悲伤、哭泣和自伤 10 个条目。采用五点计分，分值越高，抑郁体验越严重。

（2）9 项患者健康问卷：9 项患者健康问卷（Patient Health Questionnaire，PHQ-9）用于评估抑郁症状的严重程度，总分 0~4 分提示无抑郁症状，5~9 分为轻度，10~14 分为中度，15 分及以上为重度。PHQ-9 也可用来做抑郁症的辅助诊断，总分≥10 分为可能是抑郁症的分界值。

（3）抑郁自评量表：抑郁自评量表（Self-Rating Depression Scale，SDS）是目前常用的抑郁自评工具，用于衡量抑郁状态的轻重程度及其在治疗中的变化，由 Zung 于 1965 年编制。SDS 的分界值为 53 分，其中 53~62 分为轻度抑郁，63~72 分为中度抑郁，72 分以上为重度抑郁。

三、孕妇心理危机干预的实施要点

（一）孕妇心理危机干预概述

危机干预是一种通过调动处于危机之中的个体的自身潜能来重新建立或恢复危机爆发前的心理平衡状态的心理咨询和治疗的技术，目前危机干预已经逐渐成为心理服务的一个重要分支。

孕妇心理危机干预的目标应依据危机的严重程度以及孕妇的心理水平而定，但"最低目标"必须明确，即保护该孕妇，预防各种可能发生的意外伤害，动用社会资源，寻求社会支持，防止因不当或不及时处理导致的二次危机。随着风险的降低，可以设定"中间目标"，即减少剧烈的心理创伤的风险，稳定和减少创伤时间带来的直接后果，促进孕妇在心理危机中的恢复。最后，将孕妇在该心理危机中获得人格成长作为"最高目标"。

（二）孕妇心理危机干预模式

1. 孕妇心理危机干预的模型

（1）平衡模型：危机中的人们处于一种心理或情绪上的不平衡状态，他们通常的应对机制和解决问题的方法不能满足当前的需求。该模型的目标是帮助人们恢复危机前的均衡状态。平衡模型在孕妇心理危机干预中的应用较为广泛，原因在于这一模型可以有效针对妊娠引发的失控感，即当孕妇对生活感到迷失方向并且无法做出适当选择时，为孕妇提供早期干预。

（2）六步模型：该模型侧重于系统地聆听、解释和回应，以帮助个体尽可能地恢复危机前的心理状态。前三个步骤重点放在倾听和评估上，而不是采取行动。在任何时候，都应立即解决可能导致个体受伤或丧生的危机。在孕妇心理危干预中,六步模型的可操作性更强,并且更关注孕妇心理功能的恢复。

2. 孕妇心理危机干预的步骤

根据六步模型,孕妇心理危机干预应按如下步骤进行。

(1)问题界定:从孕妇本人的角度探索并界定问题的性质,如孕妇当前的情绪反应如何,孕妇产生情绪反应的原因是什么。使用积极的倾听技术如开放式提问等,要同时注意孕妇在这一过程中的语言及非语言信息。

(2)确保安全:评估孕妇由于心理危机产生的自杀、自伤及伤人的可能性,评估心理危机的紧急程度,确定孕妇本人能动性丧失的程度及其他各种风险等。如当前存在明显风险,还应对孕妇进行心理教育,告诉其可以用更好的行动方案来替代目前表现出的冲动性的行动。

(3)提供支持:在干预过程中建立工作联盟,尝试让孕妇感受到,她自己是一个有价值的、被关心的人,而工作者是她的一个可靠的支持人员。通过措辞、语调及身体语言(如温和地谈论生活中发生的事件)等向孕妇表明,自己是以关心、体贴、接纳、无偏见等积极态度在帮助她解决当前的心理危机。

(4)选择方案:帮助孕妇探索出她目前可以利用的各种可能的选择方案。同时鼓励并帮助孕妇探索潜在的能立即实现的解决方案,如环境支持(关心她的亲人或朋友)、有效的应对机制(放松训练、注意力转移)和积极的思维方式。

(5)制订计划:帮助孕妇制订出一个切实可行的行动计划,使当事人能够理解并加以执行的具体、明确的各行动步骤,用以矫正自己在心理危机中产生的不良情绪、认知和行为。

(6)获得承诺:获得孕妇对上述计划的承诺,保证以实际行动实施所制订的具体的、积极的行动计划。

（三）孕妇心理危机干预策略

1. 个别干预

（1）心理教育：孕妇对于妊娠期的相关保健知识需求很高，应教授其孕期常见情绪问题、情绪异常的自我识别和负性情绪的缓解方法、孕期健康生活（饮食、运动、睡眠）、如何面对分娩、新生儿护理、产后恢复等的相关知识。同时应针对孕妇妊娠期常见的心理危机的识别和应对方法，告知其求助途径，并鼓励孕妇在情绪不佳的时候积极寻求专业帮助。通过产前健康教育能够弥补孕妇的信息缺失，改变其对于妊娠和分娩的态度，使其产生积极看法，从而增强孕妇的自我效能。

（2）系统心理治疗：通过心理动力学治疗、认知行为治疗、人际关系治疗、辨证行为治疗等专业的心理治疗技术，帮助孕妇调整不合理认知、缓解负性情绪，提升应对心理危机时的掌控感。

（3）稳定化技术：心理危机状态下，孕妇的力量感与掌控感均受到强大的挑战。因此需要及早地、有针对性地使孕妇与相关感受保持适当距离，重新恢复对日常生活的掌控。运用稳定化技术，即通过引导想象练习帮助孕妇在内心世界中构建一个安全的地方，寻找内心的积极资源，重新唤起解决和面对当前困难的能力，建立对未来生活的希望。因此，该技术主要用于孕妇心理危机干预的初始阶段。可用于孕妇心理危机干预的稳定化技术包括安全岛技术、着陆技术、渐进式肌肉放松技术和呼吸训练技术等。

（4）自杀评估和教育：关注孕妇的自杀问题，留意孕妇的情绪变化，警惕自杀风险。在孕产妇有抑郁情绪或者流露出自杀相关的信号时，要评估其是否有自杀的想法及计划、计划实施的可能性、自杀工具的可获得性等，综合评估自杀风险。如存在明确风险，建议孕妇在家人陪同下前往专业医疗机构寻求帮助。

2. 家庭干预　充分的家庭支持将有助于孕妇本人的心理健康稳定，干预者应协助孕妇伴侣及其他家庭成员做好迎接新生命的心理准备，鼓励在妊娠期组织孕妇、家庭成员和医务人员之间的会谈，共同探讨家庭如何应对妊娠期的常见问题。同时应加强对家庭成员的心理健康教育，提高其支持和陪伴孕妇的能力与动机，促进良好的家庭支持系统的建立。

3. 团体干预　组建孕妇的同质性团体，开展心理教育、稳定化技术、模拟产房教学等多种形式的危机干预，更高效地帮助孕妇获得相互支持，提升其面对心理危机的信心。

四、孕妇心理危机的预防与干预体系

（一）孕妇心理危机的预防手段

1. 专业知识普及　重视向孕妇普及专业知识，内容涵盖妊娠期的基本生理特点、心理特点、正确的妊娠期保健护理须知等。

2. 开展孕妇心理健康筛查　助产机构督促孕妇进行妊娠期心理健康筛查，并指导孕妇进行相关量表填写。妇幼保健机构对就诊孕妇提供心理咨询服务，若超出自身诊治范围，应提供转介服务，并做好信息收集及信息利用工作，对筛查异常未及时就诊的孕产妇进行追访。基层医疗卫生机构要对建册孕妇进行孕妇心理保健健康宣教，将可疑高危人群和可疑抑郁的孕妇纳入高危孕妇追访。同时精神专科医院积极发挥专业技术优势，继续提供专业技术支持，完善转会诊工作流程，保证孕妇转会诊绿色通道畅通。

3. 提高社会支持，减轻孕妇负担　家庭、工作单位、社区和医疗机构应形成共同工作机制，为孕妇提供社会支持，减轻孕妇负担。家庭成员在日常生活中更好地关注孕妇情感和现实需求，避免因生活压力过大导致的心理危机。工作单位对孕妇提供必要的关怀，鼓励在薪资制度和工作安排上适当放宽。社区和医疗机构为孕妇提供从筛查到干预的心理服务，帮助孕妇提升应对心理危机的信心。

（二）孕妇心理危机干预体系

孕妇心理健康服务可通过基层医疗卫生机构、助产机构和设置精神科、心理科、心身医学科的医疗机构开展，并与常规妊娠期保健服务相结合。

助产机构将孕产期心理保健纳入孕妇学校宣教内容，通过线上孕妇学校、微信公众号等多种形式增加公众对孕产期心理健康的认知度，提高孕产期心理保健筛查依从性及筛查异常转诊率。基层医疗卫生机构妇女保健人员在孕期保健及产后访视过程中关注孕产妇心理状态，精神疾病防治人员加强对在册严重精神障碍孕产妇的关注度及心理保健宣教指导。

精神专科医院或者所在地区的助产机构应为孕妇提供心理保健服务技术指导和支持，建立完善的多学科联络会诊机制（包括妇产科、精神科、新生儿科、内外科等），在不同医疗机构和科室之间形成协作体系，共同制订孕期心理健康管理计划，加强相关科室人员心理危机识别意识，建立中重度以上心理问题孕妇的转介机制，畅通转诊合作的绿色通道，完善转诊网络体系。

在提供服务的过程中，可采用"互联网＋"、人工智能等方式为孕妇提供宣教、筛查、咨询等心理保健服务，逐步扩大心理保健服务覆盖面，不断丰富服务内容。

五、个案示例

（一）个案简介

齐女士，30 岁，汉族，本科学历。齐女士为首次妊娠，妊娠后婆婆即过来与小两口一起居住，照顾两人饮食起居，因生活习惯不同时常出现小摩擦。在孕 8 周时，齐女士出现明显的孕吐，食欲减退，伴有乏力、头晕等身体不适。随着身体不适的加重，齐女士开始出现失眠，易急躁，思虑多，担心自己摄入营养不够影响胎儿发育，担心流产，担心产检不过关，担心自己没有能力照顾好孩子。与婆婆生活习惯不一致，婆婆常指责儿媳作息不规律，睡得晚，看手机时间长，饮食不健康等，会影响胎儿发育。孕 10 周齐女士情绪症状加重，整日卧床，愁眉苦脸，唉声叹气，不想出门，连平时爱看的电视剧都不想看了。心烦，焦虑，躯体不适，心慌心悸，出汗。失眠加重，入睡困难，夜间醒 2~3 次，早上 5 点醒来无法再次入睡，白天困倦，疲乏无力，烦躁明显，逐渐出现了消极悲观的念头，向家人抱怨一直这样下去不如死了算了。家人担心齐女士出危险，带她到社区医院就诊。

（二）危机评估

社区医生了解了齐女士目前的状态，针对她的睡眠、情绪问题做了进一步的问诊和评估，齐女士目前处于妊娠期心理危机状态，建议其前往精神科就诊。同时对齐女士的家人做了妊娠期心理特点的科普，鼓励家人多与齐女士沟通，给予精神上的鼓励与支持。精神科医生为齐女士做了进一步的精神科检查和评估，使用了精神心理量表评估、脑功能检查、压力评估等方式开展综合评估，结果提示齐女士可能存在重度抑郁症状及中度焦虑症状。

（三）方案制订

精神科医师评估后，认为齐女士目前的抑郁焦虑状态需要积极干预治疗。因齐女士目前处于妊娠早期，不建议用药，建议予以经颅磁刺激治疗，联合心理治疗。精神科医师与陪诊家属充分沟通，解释病情，讲解疾病风险，同时强调家庭和环境支持的重要性。家属接受了医生的建议，陪同齐女士到医院完成经颅磁刺激治疗和心理治疗。同时陪伴齐女士散步，积极与其沟通，了解其心理动态。上述治疗后如果症状缓解不明显，到孕中期可酌情给予药物治疗。

（四）干预实施

1. 家庭支持　家人抽出更多时间陪伴和关心齐女士，给予她情感上的支持和鼓励，婆婆也反思了自己跟齐女士相处中的问题，对齐女士的生活习惯不再插手。丈夫每日陪伴齐女士散步，家庭关系得到了明显改善，对缓解齐女士的悲伤和抑郁情绪起到了积极的作用。

2. 心理干预

（1）正念、冥想：心理治疗师对齐女士进行正念冥想技术指导。具体步骤如下。①放松身体：指导来访者取坐姿或仰卧位，闭上双眼，感受随着放松部位的改变而发生的血液流动变化，感觉到身体轻松、舒适、温暖。②调节呼吸：指导来访者对呼吸节奏进行调节，将呼吸节奏由浅快呼吸调整至深长平稳呼吸。③聚焦练习：指导来访者在脑海中冥想出某画面的具体细节，指导其开启想象，想象自己处于画面中，并对景象向往，直至感到安定、愉快。

（2）家庭心理治疗：使家庭成员了解受试者的情绪与家庭的关系，尤其是与婆婆人际关系的处理，帮助受试者重新建构家庭支持系统，从而从家庭中获得更多的理解及情感支持。

（3）个别心理治疗：认知行为治疗理论认为，影响情绪的不是事件本身，而是我们对事件的看法。我们应该从更现实的角度看待不同的情境与事件，纠正对事物的认知偏差，以更适应性的方式去反应及行动。通过认知行为治疗，帮助齐女士发现自己的非理性观念，如我吃饭不好孩子就会发育不好，解释这些非理性观念与情绪的关系，使她改变认知，打破恶性循环，建立良性循环。

3. 医疗服务　根据精神科医生的建议，齐女士完成了20次的经颅磁刺激治疗，同时定期去医院复诊，加强与医生的沟通。每次复诊医生会评估齐女士的精神心理状态，并进行自杀风险的评估，将评估结果告知齐女士及家属，并提醒家属若发现齐女士有悲观消极的想法及行为须及时就医。

通过以上综合治疗方式的治疗，齐女士逐渐走出了心理危机，能正确看待自己的情绪与想法的关系。随着孕吐反应的结束，齐女士的情绪基本恢复到正常水平，与婆婆的关系也有了明显的改善，同时掌握了情绪自我评估的方法以及压力调节的技巧，监测情绪变化。与产科医生密切配合，形成了稳定的医患治疗联盟，胎儿足月顺利生产，随访至产后42天，齐女士情绪较为平稳，经过了孕期的综合治疗，面对压力时的应对方式更加成熟，人格更加完善。

（王　雪　王　刚）

参考文献

［1］LEMKAU P V.Principles of preventive psychiatry［J］.Am J Public Health Nations Health，1964，54（12）：2110-2111.

［2］魏庆，张素云 . 妊娠期妇女心理状态相关研究进展［J］. 护理学报，2009，16（2）：25-27.

［3］CHO H，LEE K，CHOI E，et al.Association between social support and postpartum depression[J].Sci Rep, 2022, 12（1）: 3128.

[4] 石淑华.妇幼心理学[M].北京：人民卫生出版社,2008.

[5] 李正梅,刘雪琴,陈玉平,等.初产妇分娩前抑郁与社会支持、应对方式相关性研究[J].护理学报,2010,17（14）: 4-5.

[6] 崔红,刘彩霞.不同妊娠时期妇女心理应激状况研究[J].中国医科大学学报,2008,37（3）: 393-394.

[7] 刘兰芬,张志华,赵贵芳,等.初产妇分娩前心理状况及相关因素分析[J].中国行为医学科学,2003,12（6）: 665-667.

[8] LOOMANS E M, DIJK A E, VRIJKOTTE T G, et al.Psychosocial stress during pregnancy is related to adverse birth outcomes: results from a large multi-ethnic community-based birth cohort[J].Eur J Public Health, 2013, 23（3）: 485-491.

[9] WOODS S M, MELVILLE J L, GUO Y, et al.Psychosocial stress during pregnancy[J].Am J Obstet Gynecol, 2010, 202（1）: 61.e1-7.

[10] 林虹,李丫妹,罗家有,等.孕妇孕早期妊娠压力及其影响因素分析[J].中国临床心理学杂志,2019,27（1）: 189-193.

[11] 杨丽全,连雪冰,郑建盛,等.二胎孕妇妊娠压力及其影响因素分析[J].中国公共卫生,2017,33（6）: 1000-1003.

[12] 陈金芳,迟会,刘丹.高龄双胎孕妇妊娠压力水平调查及其影响因素分析[J].中国护理管理,2017,17（3）: 325-330.

[13] 宋丽青,李金莲,陶敏.孕妇妊娠压力状况及其影响因素调查[J].中华护理杂志,2013,48（9）: 808-811.

[14] 余鹰燕,骆桂钗,蔡建芬.妊娠早期妇女心理压力源量表初步编制与应用[J].中国健康教育,2010,26（10）: 753-755.

[15] 陈燕,潘信子,周驰,等.妊娠晚期孕妇焦虑抑郁现况及心理干预需求分析[J].中国妇幼保健,2023,38（1）: 1-6.

[16] BRUNTON R J, DRYER R, KRÄGELOH C, et al.The pregnancy-related anxiety scale: a validity examination using Rasch analysis[J].

J Affect Disord, 2018, 236: 127-135.

[17] VAN NIEL M S, PAYNE J L.Perinatal depression: a review[J].
Cleve Clin J Med, 2020, 87(5): 273-277.

[18] GHIMIRE U, PAPABATHINI S S, KAWUKI J, et al.Depression
during pregnancy and the risk of low birth weight, preterm birth and
intrauterine growth restriction-an updated meta-analysis[J].Early
Hum Dev, 2021, 152: 105243.

[19] SAN MARTIN PORTER M A, KISELY S, BETTS KS, et al.The
effect of antenatal screening for depression on neonatal birthweight
and gestation[J].Women Birth, 2021, 34(4): 389-395.

[20] VAN DEN BERGH B R H, VAN DEN HEUVEL M I, LAHTI M,
et al.Prenatal developmental origins of behavior and mental health:
the influence of maternal stress in pregnancy[J].Neurosci Biobehav
Rev, 2020, 117(10): 26-64.

[21] 徐瑶,肖超群,周燕莉,等 . 妊娠期妇女抑郁状态现状与影响因素
分析[J]. 实用医学杂志, 2023, 39(4): 493-498.

[22] 中华预防医学会心身健康学组,中国妇幼保健协会妇女心理保健
技术学组 . 孕产妇心理健康管理专家共识(2019 年)[J]. 中国妇幼
健康研究, 2019, 30(7): 781-786.

[23] 冯雅慧,岳和欣,湛永乐,等 . 孕妇孕晚期心理健康现状及其影响
因素的研究[J]. 中华流行病学杂志, 2021, 42(5): 853-858.

[24] MYER R A, CONTE C.Assessment for crisis intervention[J].J Clin
Psychol, 2006, 62(8): 959-970.

[25] CHEN C H.Revision and validation of a Scale to Assess Pregnancy
Stress[J].J Nurs Res, 2015, 23(1): 25-32.

[26] 李丹,吴苹,刘俊升 . 孕妇妊娠压力量表的信效度初步检验[J]. 心
理研究, 2013, 6(2): 64-69.

[27] 龚栩,谢熹瑶,徐蕊,等 . 抑郁 - 焦虑 - 压力量表简体中文版

（DASS-21）在中国大学生中的测试报告[J]. 中国临床心理学杂志，2010，18（4）：443-446.

[28] 邱婷，张丽，姚成奎，等. 简式抑郁 - 焦虑 - 压力量表的多元概化分析[J]. 中华行为医学与脑科学杂志，2023，32（1）：75-79.

[29] GREEN J M, KAFETSIOS K, STATHAM H E, et al.Factor structure, validity and reliability of the Cambridge Worry Scale in a pregnant population[J].J Health Psychol, 2003, 8（6）：753-764.

[30] VAN DEN BERGH B R H.The influence of maternal emotions during pregnancy on fetal and neonatal behavior[J].J Prenat Perinat Psychol Health, 1990, 5（2）：119-130.

[31] CHAN C Y, LEE A M, KOH Y W, et al.Validation of the Chinese version of the Pregnancy-related Anxiety Questionnaire-Revised（PRAQ-R）and its distinction from general anxiety and depression in pregnant women[J].J Psychosom Obstet Gynecol, 2020, 41（3）：215-223.

[32] TANGLAKMANKHONG K, PERRIN N A, LOWE N K.Childbirth Self-Efficacy Inventory and Childbirth Attitudes Questionnaire：psychometric properties of Thai language versions[J].J Adv Nurs, 2011, 67（1）：193-203.

[33] 危娟，刘洁英，张莉芳，等. 分娩恐惧量表的汉化及信效度检测[J]. 护理学杂志，2016，31（2）：81-83.

[34] SPITZER R L, KROENKE K, WILLIAMS J B, et al.A brief measure for assessing generalized anxiety disorder: the GAD-7[J]. Arch Intern Med, 2006, 166（10）：1092-1097.

[35] 王文菁，许明智. 焦虑自评量表在精神疾病患者中的因子结构研究[J]. 广东医学，2009，30（10）：1416-1418.

[36] LEE D T, YIP S K, CHIU H F, et al.Detecting postnatal depressionin Chinese women: validation of the Chinese version of the Edinburgh

Postnatal Depression Scale[J].Br J Psychiatry，1998，172（5）：433-437.

[37] WANG W，BIAN Q，ZHAO Y，et al.Reliability and validity of the Chinese version of the Patient Health Questionnaire（PHQ-9）in the general population[J].Gen Hosp Psychiatry，2014，36（5）：539-544.

[38] ZUNG W W.A self-rating depression scale[J].Arch Gen Psychiatry，1965，12（4）：63-70.

[39] 廖艳辉.心理危机干预[J].国际精神病学杂志，2020，47（1）：1-3，10.

[40] RICHARD K J，BRUL E G.危机干预策略[M].7版.肖水源，周亮，译.北京：中国轻工业出版社，2022.

[41] 储成美，康小玲.初产妇与经产妇妊娠期保健知识需求及程度比较[J].中国妇幼保健，2018，33（17）：3881-3883.

[42] ÇANKAYA S，ŞIMŞEK B.Effects of antenatal education on fear of birth，depression，anxiety，childbirth self-efficacy，and mode of delivery in primiparous pregnant women：a prospective randomized controlled study[J].Clin Nurs Res，2021，30（6）：818-829.